その症状の原因は
鼻と喉にある!?

頭痛、肩こり、
睡眠障害を改善する
6スポット療法

田井耳鼻咽喉科アレルギー科
耳鼻咽喉科医師
田井真愛 Tanoi Masae

幻冬舎MC

その症状の原因は鼻と喉にある!?
頭痛、肩こり、睡眠障害を改善する
6スポット療法

はじめに

誰でも体の調子が悪いときはあると思います。それが一時的なものであれば心配には及びませんが、何カ月、何年と続いている場合は、たとえ軽い症状であったとしても治療が必要な状態といえます。

なかでも頭痛、肩こり、冷え症、倦怠感などは、体の不調に悩んでいる人の代表的な症状です。実際に、慢性の頭痛持ちは国民の約4割、肩こりに至っては約7割、冷え症は約6割、倦怠感は約7割の人が常に感じているという調査結果があるほどです。

このような症状は、長引けばそれだけ体への負担が大きくなり、治りにくくなってきます。しかも、つらい症状を抱えて日常生活を送っていれば、仕事や勉強、運動などのパフォーマンスが落ちるなど、生活の質を著しく低下させる原因にもなります。

これらの症状に対して多くの人が、ただ悩んでいるわけではなく、例えば頭痛外来といった専門病院にかかって治療を受けていたり、整体やマッサージなどの治療院に通ったりするほか、サプリメントを飲むなど、なんらかの対策を講じています。

それにもかかわらず、なかなか改善せずに体の不調が続いている人が多いのはなぜでしょうか。

実は、長引いている症状のうち、〝どこへ通っても〟〝なにを試しても〟改善しない場合は、その原因が「鼻や喉」にあり、ここに軽度の炎症が起こっているケースが少なくありません。つまり、治療を行うべき場所は、鼻や喉ということになります。

このようにいうと「アレルギー性鼻炎なら分かるけれど、頭痛や肩こり、冷え症などの原因が鼻や喉にあるの？」と、ほとんどの人は驚くと同時に信じられないと首をかしげます。

しかし、炎症といっても軽いものなので本人に自覚症状はなく、鼻や喉の異変に気づいていないだけです。そのため、治療せずにいることで炎症は徐々に慢性化していき、やがて頭痛や肩こりなど鼻や喉とは関係ないところへ神経や血流を通して影響を与えています。

それを知らず、現れた症状だけにとらわれて対症療法を行っているために、一時的に調子が良くなることはあっても、良い状態を維持することができずに不快な症状を慢性化させています。

また、病院にかかっても症状を鼻や喉に結びつけて考える医師は少ないために、見逃されていることもあります。ときには、検査をしても異常が見当たらないために「精神的なもの」と診断され、心療内科で長年にわたってカウンセリングを受けているケースも見受けられます。

私はこれまで耳鼻咽喉科・アレルギー科の医師として、多くの患者さんの治療にあたってきました。鼻や喉の診察をしていると、体のほかの不調を訴える患者さんも多く、そのほとんどが慢性的な症状になっていました。

ところが、田井《たのい》耳鼻咽喉科アレルギー科で院長を務める父が約50年前に考案した「6《シックス》スポット療法」を行うと、鼻や喉の炎症が治まるだけではなく、それまで患者さんを悩ませていた肩こりや胃痛、冷え症、めまい、腰痛などの慢性的な症状まで改善することが分かってきました。つまり、その患者さんの抱えていた慢性的な症状は、鼻や喉の炎症が原因だったといえるのです。

6スポット療法は、鼻から喉にかけて炎症の起きやすい6つの場所（スポット）に特殊な薬剤を塗って炎症を抑える方法です。もとは父の恩師である東京医科歯科大学名誉教授の堀口申作先生が開発した「Bスポット療法」をベースに、さらに発展させた治療法です。

私自身も子どもの頃に父からたびたび6スポット療法による治療を受けており、その効果は実感していました。また、患者さんのさまざまな症状が6スポット療法で良くなる様子を、小児科・心療内科医の母より日常的に聞かされていました。このような経緯から子ども心に「将来は両親のあとを継いで6スポット療法を行うようになるのだろう」と、ごく自然に感じていました。

実際に、私自身が6スポット療法を行う立場になって約10年が経ちます。その間に治療した患者さんたちは皆「どうして鼻や喉の炎症を抑えると別の症状が良くなるの？」「この20年間の苦しみはなんだったのだろう」などと、自分の身に起きた効果に驚きながらも、喜んでいただいております。

そこで本書では、いかに鼻と喉の炎症が体に悪影響を与えるか、そして鼻の機能や鼻呼吸の重要性を説明するとともに、鼻と喉の炎症を抑える治療法として「6スポット療法」を紹介します。また、6スポット療法がなぜ効果的なのか、その検査や治療の方法を分かりやすく解説していきます。

本書が、長年にわたって体の不調に苦しんでいる方々の健康を取り戻す一助になれば幸いです。

2021年1月吉日

田井真愛

第1章

慢性的な体の不調は
「鼻・喉」の炎症が原因!?

どこへ行っても体の不調が良くならないときは「鼻」に原因がある？

「朝、起きたときからすでに疲れている」「いつも体がダル重い」「なにをしても肩こりや頭痛が治まらない」と、常に体の不調を抱えている人は少なくありません。体に症状が現れている以上は、どこかに原因があるはずです。

例えば、テレワークをするようになってから肩こりや腰痛などが現れたという場合、ストレッチをしたりウォーキングをしたりして、体を動かすことで症状が治まったのなら、原因は運動不足だったと判断できます。

ところが、テレワークになる以前より多くの人が抱えていた体の不調は、長年の生活習慣から引き起こされた症状ですから、もはや原因が分からなくなっているケースがほとんどです。本人でさえ心当たりがありませんので、その症状に対して整体やマッサージに通ったり、休日に睡眠時間を確保したりして対処するものの、なかなか疲れや不調が消えないのが現状です。ときには長引く頭痛や肩こり、慢性疲労がつらくて医療機関を受診するケースも見られます。

しかし、検査をしても異常は見つからず、中には内科、整形外科、脳神経内科など、いろいろな診療科をたらい回しにされた挙げ句、どこにも異常はないことから「ストレスでしょう」もしくは「精神的なものでしょう」と医師に告げられ、心療内科や精神科を紹介されるケースも少なくありません。

実際に、心因性の疼痛や視力障害など、精神的要因で体に異変が生じることが確かにあります。ですから精密検査をしても異常がなければ、心因性のものと診断されることが多く、患者さん自身もストレスのせいかと受け止めて納得しています。

しかし、ストレスといっても精神的なものだけではありません。肉体に負荷がかかりストレスとなっている可能性があるのです。

現代医療は遺伝子レベルでの研究が進んでいますので、大きな病院で精密検査を受ければ不調の原因がはっきりするに違いないと多くの人が思い込んでいます。けれども、現代医学をもってしても解明されていない病気は多く、対症療法を行っている疾患が多数存在するのも事実です。対症療法とは、疾病の原因に対してではなく、主な症状を緩和するための治療のことです。

実は、鼻水や鼻づまりといった症状の治療を行い、主訴が改善すると、それまで悩まされていた頭痛や肩こり、冷え症など、ほかの症状まで治まったケースが多く見られます。

つまり、鼻とは関係ないように思える症状の原因が、実は「鼻と喉」にあったと考えられるのです。したがって、なかなか治らない慢性的症状には、鼻が原因で起こっているケースが埋もれている可能性があります。

鼻が悪い人は口で呼吸をしている

慢性的な症状の原因が鼻にあるかもしれないといわれても、「鼻水は出ていないし、鼻もつまっていないから違う」と否定する人がいるかと思います。

確かに、鼻に異常があればつまったり、鼻水が出たりするなど、なんらかの自覚症状が普通は現れます。しかし、本人が自覚していないだけで、鼻の奥が軽い炎症を起こしているケースが多いのです。

例えば、頭痛や肩こり、冷え症などの慢性的な症状に悩まされていると、つらいですからどうしてもそこだけに意識が向きがちです。そのため、本当は鼻の通りも悪いのに気づいていないことがあります。また、片方だけがつまっている場合は、自覚しにくいでしょう。

その目安として思い出していただきたいのは、風邪をひいたときに最初に現れる症状です。最近は、発熱・喉に痛みが出るタイプ、鼻水・鼻づまりが出るタイプ、咳が出るタイプというように症状別の風邪薬が増えています。これらの中で、鼻水・鼻づまりに効く風邪薬を選んでいるという人は、体質的に鼻が弱いと考えられます。

症状は、その人の体の弱いところに現れやすく、胃腸が弱い人はちょっとした環境の変化で下痢や便秘を起こし、関節が弱い人は疲れがたまると腰や膝に痛みが出ます。ですから鼻が弱い人は鼻に軽い炎症が起こりやすくなっているのです。

本人は自覚していなくても鼻に炎症があると、呼吸がしづらくなるため無意識に口で呼吸をするようになります。すると、鼻よりも口から空気を吸い込むほうが楽なため、それが習慣化してしまいます。

実際に、小学校高学年を対象にした専門家の診察では、口呼吸をしている子どもの割合が半分程度に達しているという報告があります[*1]。

確かに、子どもに限らず大人でも口を半開きにして歩いている人をよく見かけます。おそらく本人には口呼吸をしているという自覚はないでしょう。また、かろうじて鼻で呼吸をしている人でも、寝ているときには日中の緊張から解放されて口を開いている人が少なくありません。本人は寝ているので、口呼吸をしているという自覚はありません。

さらに、新型コロナウイルスの影響で外出時だけではなくオフィスや電車内など、人の集まる場所では、誰もがマスクをします。特に夏の猛暑でのマスクは非常につらく、余計に息苦しさを感じて口呼吸をする人が増加したようです。中には「マスク頭痛」といって、長時間マスクをしていることが原因で片頭痛に悩まされるようになった人がいます。これにはいくつかの原因が考えられますが、一つには呼吸が関係していると思われます。

マスクをしていると、自分の吐いた息を再び吸い込むことになります。ご存じのように吐いた息には二酸化炭素が多く、酸素は少ないために、脳はより多くの酸素を求めて血管を拡張させた結果、頭痛が起こりやすくなります。つまり、酸欠状態に陥っているのです。その防衛反応として多くの酸素を取り入れるために口呼吸にもなります。

この状態が１年以上も続いているため、つい口呼吸をしてしまう人が多いのではないかと推察されます。

こんな症状は口呼吸のサイン

本来、人間は鼻で呼吸をするものですが、口でもできるため口呼吸をする人が多く、「どちらでもいいのではないか」と言う人もいますので、呼吸について考えてみましょう。

私たちが母親のお腹の中にいるときは、へその緒でつながり酸素や栄養をもらっています。それが、「オギャー」と生まれた瞬間から自発呼吸を始めます。この産声は、息を吐くことで喉にある声帯を震わせて出しています。ですから息を吐くことで命が宿り、「息を引き取る」という言葉があるように息を吸って死を迎えます。

このように息を、吐いて吸う、吸って吐くを繰り返すことで生命活動を行っています。

普段は意識することなく当たり前に行っていますので、口と鼻のどちらで呼吸をしているのか、自分でも気づいていない人がほとんどです。実際に、呼吸は口でするものと思っている人が意外と多いことに驚かされます。しかし、呼吸は鼻でするものであり、鼻は呼吸器官なのです。これに対して口は、食べ物を取り入れる消化器官です。

ところが、鼻ではなく口で呼吸する人が増えていることは、私たち耳鼻咽喉科の医師だけではなく、歯科医も感じているといいます。

例えば、無防備の状態のときに、気がつくと口が半開きになっている、食べるときにクチャクチャと音を立てる、いびきをかく……。こういう人は口呼吸をしている可能性があります。なかでも深刻なのは、口を閉じられない子どもが増えていることです。「冗談でしょ？」と思われるかもしれませんが、本人は一生懸命に唇をすぼませたりして閉じようとするのですが、本当に口を閉じることができないのだと、歯科医はいいます。こういう子どもは、口呼吸をしているので口を閉じるための筋肉を使っておらず、主に鼻から下の筋肉が弱くなっています。つまり、口を閉じるにも筋肉が働いているわけで、これがうまく使えない状態にあるのです。

歯科医によると、最近の食事は軟らかいものばかりで、噛む回数が昔に比べて極端に減っているそうです。確かに、子どもの好きな食事といえば、ハンバーグ、カレーライス、寿司、鶏の唐揚げ、ラーメンなどですから、どれも硬くはありません。本来、よく噛んで食べることで顎の骨格が発達していきます。ですから噛まないと顎が小さくなり、歯が収まらず、歯並びが悪くなります。また、顎の筋肉も発達しないために口を閉じられなくなります。これが当たり前になってしまうと、鼻がつまっていなくても口で呼吸をするようになります。

最近はグルメ番組を見ていても「軟らかくて噛まなくても口の中で溶ける」などと、肉でもなんでももとろけるように軟らかいことが美味しさの条件であるかのように表現されています。こうした風潮も噛まなくなる一因のように思えてなりません。

口呼吸をしていると本人は楽かもしれませんが、実は体調不良を引き起こす要因の一つになっています。そこで、自分が口呼吸かどうかを、20ページのチェックシートで確認してみましょう。

また、寝るときに口テープを貼ってみると分かります。口テープは、いびきや口呼吸を改善するために開発されたもので、寝る前に口に対して縦に貼ることで開けられないようにするものです。鼻呼吸ができている人は朝起きたときに口テープはついたままですが、口呼吸をしている人は無意識にテープを外してしまいます。

●口呼吸かどうかチェックしてみよう

チェックが1つでも入ると口呼吸の可能性があります。

□朝起きると喉がイガイガ・ヒリヒリしている
□朝起きると喉が渇いている
□唇がカサカサしている
□いびきをかく
□鼻がつまっている
□いつも鼻がグジュグジュしてすっきりしない
□人から口が開いていると指摘されたことがある
□目が腫れぼったく、むくんでいる
□口臭を指摘されたことがある
□舌に歯形がついている

口呼吸は喉に炎症を引き起こす

口呼吸の場合、消化器官である口の使い方が間違っていることになります。そうなれば当然、口はもちろん、ほかの器官にも負担がかかり、いろいろなところに支障が生じてきます。

まず、閉じていれば唾液の分泌によって口の中は、適度な湿り気がもたらされます。しかし、常に開けていると口の中は乾いた状態になります。また、唾液には殺菌や消毒の作用があります。そのため口の中が乾いた状態になると菌が繁殖しやすくなり、虫歯や口臭の原因になります。さらに、口呼吸によって吸い込んだ空気と一緒に、細菌やウイルスなどの病原体も直接取り込むこととなります。そうではなくても口は、食事やおしゃべりをしているとき、病原体が侵入しやすい器官といえます。

体内には、病原体の侵入を食い止めるために免疫機能が備わっており、喉の奥にも舌扁《ぜっへん》桃《とう》、口蓋扁桃《こうがいへんとう》、咽頭扁桃《いんとうへんとう》など免疫を担うリンパ組織が発達しています。風邪をひいて喉が腫れるというのは、リンパ組織が風邪のウイルスや細菌と戦っている証拠でもあります。喉が腫れているということは炎症が起きていることを意味しています。

口呼吸をしていると、常に病原体を取り込んでいる状態となり、リンパ組織が戦い続けていることになります。これではリンパ組織も疲弊し、戦闘能力が低下してしまい、免疫力が下がります。その結果、病原体に負けてしまって風邪をひきやすくなったり、肺炎などの感染症を起こしやすくなったりして、さまざまな病気を発症する要因になります。

また、免疫は病原体とだけ戦っているわけではありません。花粉やダニ、ハウスダストなどの異物が入ってきたときにも、排除しようとして反応しています。しかし、花粉やホコリなどは常に空気中に漂っており、本来は病気を発症するものではありません。ところが、免疫が過剰に反応してしまうことで引き起こされるのが、花粉症や喘息、アトピー性皮膚炎などのアレルギー性疾患です。これらの異物も、口呼吸をしていれば空気と一緒に入ってきて喉に付着し、リンパ組織が反応して炎症を起こす原因になってきます。したがって、口呼吸は喉に炎症を引き起こしやすくなります。

このように口呼吸は、鼻や喉にだけにとどまらず、全身の健康を害するリスクを高めることとなるのです。

口周りの筋肉を鍛えて口呼吸を直す

鼻や喉に炎症が起きる元凶は、なんといっても口呼吸です。口呼吸を直さなければ、鼻や喉の炎症は再発するリスクが高まります。口を閉じるにも筋肉を使っています。口呼吸をしている人は常に口を開けた状態でいるために口周りの筋肉を使っていないことになります。筋肉は使わなければ衰えていきますから、ますます口を閉じられなくなります。これを改善するには口周りの筋肉を鍛えることが大切です。

顔の皮膚の下には30種類以上もの役割の異なる筋肉が、目や鼻、口の周りなど顔面に張り付いており、これらを総称して表情筋といいます。表情筋は、手足の筋肉と同じ骨格筋ですが、通常の骨格筋とはちょっと違う構造をしています。骨格筋というと通常は、一端を骨に付着させ、もう一端は別の骨に付き、両者の骨を関節で連結しています。これにより筋肉の働きによって動くようになります。

ところが表情筋の場合は、一端は頭部や顔面の骨に付いていますが、もう一端は皮膚に付着しています。これによって筋肉が収縮すると、それに応じて皮膚が微妙に動くことで喜怒哀楽の表情をつくっています。ですから表情筋と呼ばれています。

その中で、口呼吸を直すためのポイントとなる表情筋は、口の周りにある口輪筋です。口輪筋は、文字通り口をぐるりと取り巻いている筋肉で、唇を閉じる働きをしています。また、舌も舌筋という筋肉でできており、力が弱くなると正しい位置に舌を維持できなくなります。特に、舌の根元部分（舌根）が弱くなると気道を塞ぎ、咀嚼する力を低下させます。さらに、食べ物をしっかり噛んで下顎を支える咀嚼筋の働きが悪くなると、下顎の開閉がスムーズにいかなくなり口を閉じられなくなります。

このように、口呼吸に関係しているのは、主に口輪筋、舌筋、咀嚼筋で、これらをあまり使わないために鼻呼吸ができないのではないかと思われます。この3種類の筋肉を強化し、使えるようにすれば口呼吸が改善するというわけです。これには今井一彰医師考案の「あいうべ体操」が効果的です。この体操は口呼吸を直すものですが、しっかり行って表情筋が鍛えられるとリフトアップにもつながり、口角が上がってほうれい線が目立たなくなるなど美容面でも役立ちます。あいうべ体操は、次の４つの動作を順に繰り返すという簡単な方法です。

①「あー」と口を大きく縦に開く。
②「いー」と口を大きく横に広げる。

③「うー」と口を強く前に突き出す。
④「べー」と舌を突き出して下に伸ばす。
①～④を１セットとし、１日30～60セットを目安に毎日続けます。

あいうべ体操

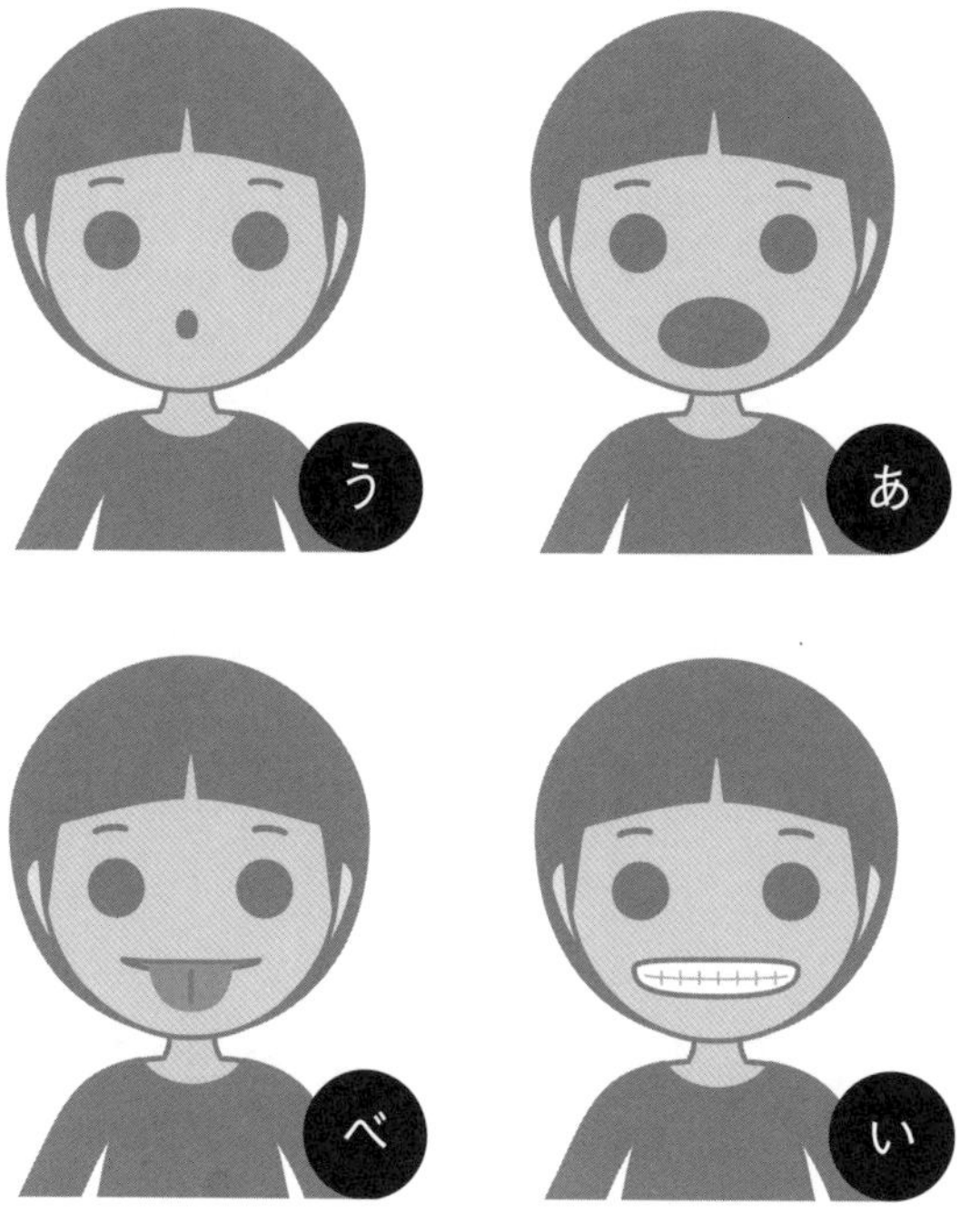

慢性的に炎症が起きている人は長生きできない？

風邪による鼻や喉の炎症は、風邪が治れば元の健康な状態に戻ります。しかし、軽い炎症でも持続してしまうと、じわじわと細胞をむしばんでいき、やがて血管や臓器などを傷つけ、寿命を縮める結果を招きかねません。しかし、痛みや熱などの症状として現れないため、本人は気づくことができません。これが慢性的な炎症の怖いところです。

慢性的な炎症を伴う病気には複数の種類があり、喘息やアトピー性皮膚炎などのアレルギー性疾患、関節リウマチなどの自己免疫性疾患がよく知られています。これらは、発症してすぐに死に至るような病気ではありませんが、長期間にわたってつらい症状が継続します。また、時間が経つと患部組織を壊し、本来の機能に障害をきたすことが問題となります。

最近の研究では、体内の炎症が老化にも関係していることが分かってきました。そのため、加齢に伴って増加する、がんや動脈硬化、肥満、アルツハイマー病などにも慢性的な炎症が関与しているとされています。その背景には、次の3つの要因が考えられています。

○免疫力の低下

私たちの体は、老化した古い細胞と新しい細胞が常に入れ替わっています。通常、古くなった細胞は免疫細胞の一種であるマクロファージという貪食細胞が食べて掃除してくれていますが、老化によってマクロファージの機能が低下し、処理しきれなくなって老化した細胞が体内に残った状態になり、炎症を収束しにくくしています。

○細胞の老化

老化した細胞は、放置しておくと炎症や老化を促進するシグナルを出します。ですから早く掃除する必要があるのですが、老化に伴い免疫力が低下して残った状態になると、炎症や老化を促進するシグナルが出続けることとなります。これにより周囲の組織に炎症反応や発がんの促進が引き起こされていきます。

○代謝の変化

加齢に伴う全身的な代謝やホルモンの変化も、炎症を促進する可能性があります。例えば、閉経などでホルモンバランスが変化すると、慢性的な炎症が誘導されることが分かっています。また、加齢により代謝機能も低下し、内臓脂肪が蓄積しやすくなります。蓄積した内臓脂肪は、炎症を誘導しやすいことが明らかにされています。

このように、加齢に伴ういろいろな要因が、慢性的な炎症を引き起こしています。老化が炎症を起こす一方で、慢性的な炎症がさらに老化を加速させるという負のスパイラルに陥ってしまいます。これも慢性的な炎症の厄介なところといえます。

炎症の程度を示す血液中の物質（ＣＲＰ）は、肝臓で合成されます。そして、体のどこかに炎症があると合成されるため、リウマチや肺炎などがあると数値は高くなります。したがって、ＣＲＰが高いと免疫が働いていますので、活性酸素が多く発生していることを意味します。老化の原因となる活性酸素は、細胞を酸化させ傷つけます。しかし、ＣＲＰが低ければ炎症がほぼないため活性酸素が抑えられ、細胞や臓器を傷つけたり老化が進んだりすることはないともいえるのです。理由はまだ解明されていませんが、超高齢者は共通してＣＲＰが低く、それが長生きにつながっているようです。

したがって、慢性的な炎症を抑えることができれば、健康長寿も夢ではないということでしょう。

第2章

鼻・喉の役割
原因となる器官の構造を理解する

鼻は人体の空気清浄機

「最近は、呼吸は口でするものと思っている人が多い」と、医師の間で話題になったことがありました。口呼吸と病気の関係を研究されている今井一彰医師の著書『正しく鼻呼吸すれば病気にならない』には、「講義や講演の際に必ず学生たちに呼吸のことを質問するようにしていますが、そのときに口で呼吸するのが当然であるかのように平然と答える人が結構いるのです」と書かれていました。最初は信じられませんでしたが、私も患者さんにたずねたところ、若い人ほど「呼吸は口でするもの」と認識していたことに驚いたものです。

それでは、鼻はなんのためにあるのか——。役割を患者さんに聞くと、ほとんどの人が「匂いを嗅ぐため」と答えていました。

確かに、鼻には匂いを嗅ぎ分ける感覚器としての役目があります。しかし、もっと大事なのは、空気を取り入れる呼吸器としての役目を担っていることです。これは、鼻の構造や働きを見れば理解できると思います。

鼻は外見からは想像がつかないほど実に複雑で、奥には副鼻腔《ふくびくう》という大きな空間が広

鼻の構造

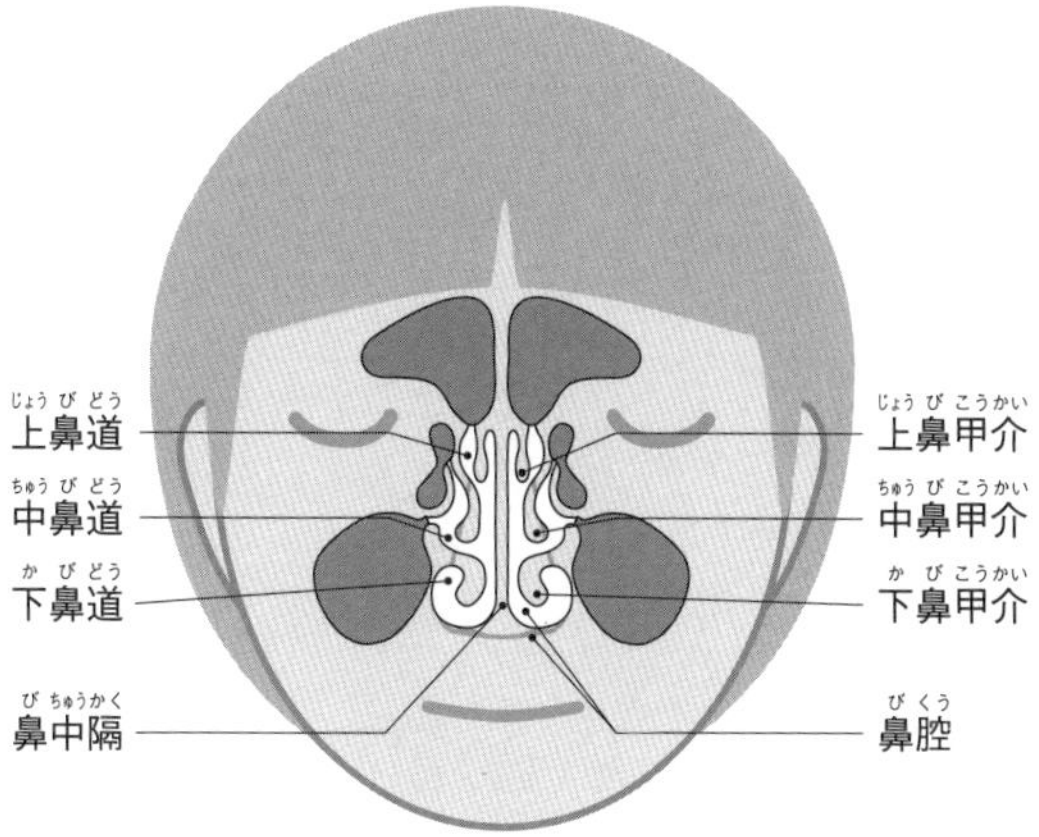

がっています。また、一般に鼻筋といわれる薄い骨と軟骨からなる鼻中隔《びちゅうかく》という壁が真ん中にあり、この入り口にあたるのが鼻の孔になります。

それぞれの壁の表面は、粘膜で覆われた上《じょう》鼻《び》甲介《こうかい》・中鼻甲介《ちゅうびこうかい》・下鼻甲介《かびこうかい》があり、上鼻《じょうび》道《どう》、中鼻道《ちゅうびどう》、下鼻道《かびどう》という3層の空気の通り道をつくっています。これは、空気が鼻の粘膜と接する部分を多くするためで、取り入れた空気の温度と湿度を効率よく高める働きがあります。

ただ、空気中には、チリやホコリ、花粉、細菌やウイルスも含まれている可能性があるため、これらの異物を体内に入れないように鼻毛が生えています。この鼻毛は粘着テープのようにチリなどを吸着して除去するというフィルターの役目を果たしています。

すべての異物を鼻毛で除去できればいいのですが、奥まで侵入してきた異物に対しては鼻腔の粘膜で処理しています。鼻の粘膜の表面には鼻毛とは別に、線毛《せんもう》と呼ばれる細い毛が密集しています。線毛は鼻の奥に向かって動いており、鼻毛から逃れた異物を粘膜で吸着してベルトコンベヤーのように奥へ奥へと運んでいきます。そして、喉へと送り出したあと、食道に入ります。

また、粘膜の下には毛細血管が豊富に走っており、これによって冷たい空気が気管支や肺に入らないように３層の通り道で加温・加湿する働きをしているため、鼻の粘膜は常に粘液で湿っています。ですから寒いときに鼻水が出るのも、粘膜が冷えているので温めようとして毛細血管が拡張し、血液量を増やして活性化した結果です。こうして肺へ送る空気を暖めているわけです。よくラーメンや鍋物などの熱いものを食べると鼻水が出てきます。これも、湯気やラーメンが口から入ると、熱の刺激で鼻の粘膜の毛細血管が広がって血行が良くなり、粘液が過剰に分泌されることに加えて、湯気の水蒸気が鼻に入って冷やされ、水になるからです。つまり、ラジエーターの役目も果たしているのです。

風邪をひいて鼻がつまり、口だけで呼吸をしていると口や喉がカラカラに渇いてしまい、その冷たく乾燥した空気を口から気管支や肺に直接取り込むこととなります。低温の乾いた空気は、肺にとって強い刺激となるため痰が増えるだけでなく、鼻で除去されるはずの異物が喉や肺に侵入し、炎症を起こすといったトラブルの原因になります。

このように、鼻はまさに人体の空気清浄機のような働きをしています。

鼻の周りには空洞がある

鼻腔に接した部分には、左右にそれぞれ上顎洞《じょうがくどう》、篩骨洞《しこつどう》、前頭洞《ぜんとうどう》、蝶形骨洞《ちょうけいこつどう》という4対、合計8つの空洞があります。これらを総称して「副鼻腔」といいます。

副鼻腔内も粘膜で覆われており、表面には線毛が生えていて外からの異物を粘液とからめて鼻腔へ排出しています。

副鼻腔の形や大きさは人によって異なりますが、ここは炎症を起こしやすい部位でもあります。風邪をひいて副鼻腔が炎症し、中に膿がたまる状態を副鼻腔炎といい、慢性になると一般的に蓄膿症《ちくのうしょう》と呼ばれます。特に上顎洞は大きいうえに鼻腔への出口が高い位置にあるため、膿が排出されにくくたまりやすくなっています。

副鼻腔の種類と位置

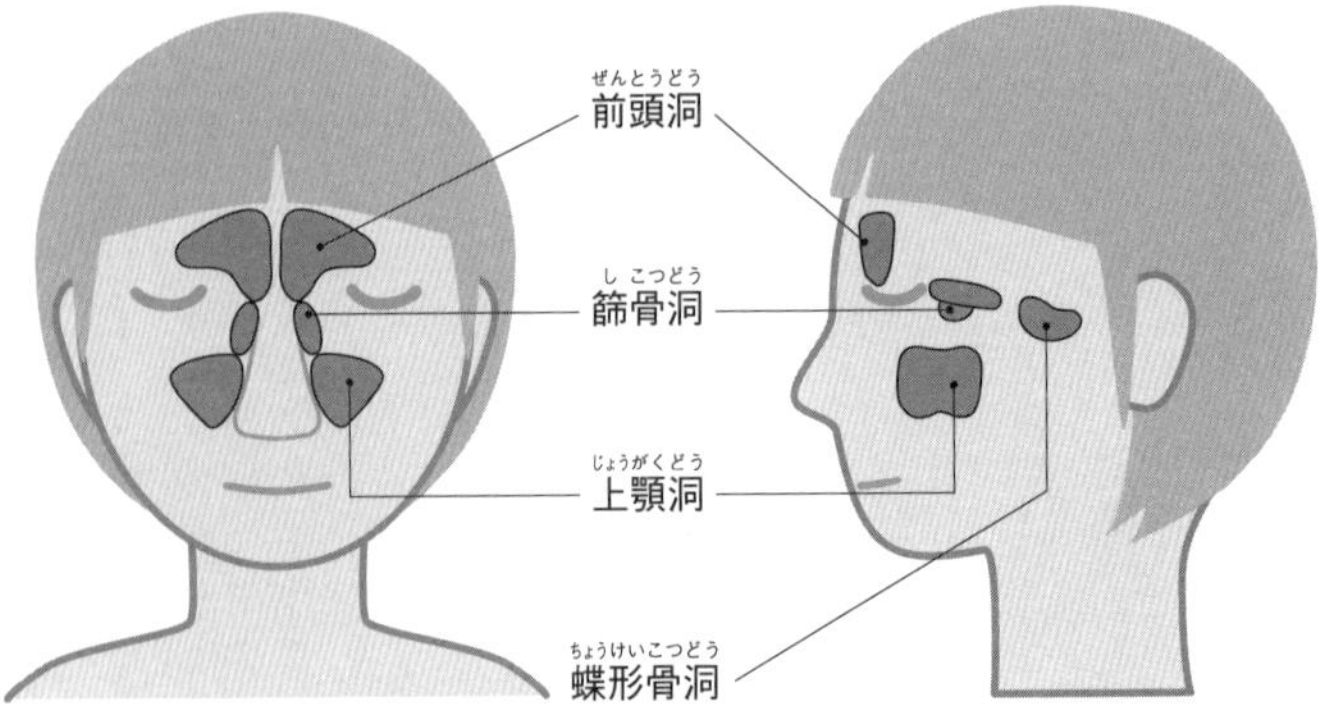

そう考えると副鼻腔の存在はマイナスの要因のほうが多く、不便で不要な印象を与えてしまいます。副鼻腔は、一体なんのためにあるのでしょう。

　これには、次のような３つの役割が考えられています。

○頭部の軽量化

　人類は進化の過程で大脳を発達させ、脳が重くなりました。さらに二足歩行をするようになってからは、ますます重力に抗って頭部を支えなければなりません。これでは首や腰への負担が大きくなります。そこで、頭部を軽くするために副鼻腔という空洞が大きくなったといわれています。

○脳へのダメージの軽減

顔面に外部から力が加わったとき、空洞がクッションの役目を果たして衝撃をやわらげます。

○発声の共鳴作用

風邪をひいたり鼻炎になったりして鼻がつまると、鼻声になることでも分かるように、声を共鳴させて音色を良くする働きがあるといわれています。

副鼻腔は、ほかの動物にもありますが極めて小さく、これほど大きな空洞があるのは人間だけなのです。学説上はこれら３つの役割が挙げられていますが、明確な必要性はいまだに解明されていません。副鼻腔はまだまだ謎の多い空洞です。

なぜ鼻の孔は２つあるのか

鼻の孔は、なぜ２つなのでしょう。人間に限らず動物も鼻の孔は２つあり、疑問に思うことはなかったと思います。

まず、解剖学的には、胎児が成長していく過程で２つに分かれたためだといえます。たった１つの受精卵が細胞分裂を繰り返し、最終的には人間の体を形成していきます。その過程で、脳が左右対称（左脳と右脳）に分かれたとき、それぞれの脳には将来匂いを感じる部分ができます。この部分に近いところに孔ができ、孔の奥に脳から匂いを感じる神経が伸びて鼻が完成します。つまり、脳が左右に分かれているので、それに対応して鼻の孔も２つになったということです。これは、機能的に見てもメリットがあり、実によくできた構造といえます。

もしも鼻の孔が１つしかなかったら、果たしてどのようなことが起こるのかを想像してみましょう。まず、空気を吸い込むとき、鼻の孔が１つでは勢いがあるので乱気流を起こし、肺に空気がスムーズに入りづらくなります。鼻の孔が２つあることで空気を吸い込んだときの気流が弱まり、緩やかに流れて肺に効率よく送り込めるようになるわけです。

また、匂いのする場所を特定するときにも役立ちます。例えば、自分の左側から匂いが漂ってきた場合、左の鼻のほうが強く感じ、右の鼻のほうは弱く感じます。これによって匂いのする方向が分かります。

さらに、驚くことに2つの鼻の孔は、同時に働いているわけではなく、実は交互に使われています。体がそれほど酸素を必要としていないときは、片方の鼻甲介を膨張（充血）させて空気の通り道を塞いでいます。こうすることで一方の鼻を休ませ、その間にメンテナンスを行い細菌やウイルスなどの異物を吸い込みづらくすると同時に、効率よく呼吸をすることができるようになります。つまり、鼻は省エネをしているのです。これには、敏感な嗅覚を休ませる意味があると考えられています。左右を交互に使っていると、どちらか一方の空気を吸う量が多くなり、利き鼻とでもいうのでしょうか、匂いを嗅ぎ分ける能力にも差が生じます。したがって、鼻の通りが良いほうが、より匂いを感じやすくなります。

ちなみに、左右の鼻の孔が交代する周期には個人差があり、だいたい1～2時間ごとといわれています。

どうやって匂いを感じているのか

嗅覚は、五感（嗅覚・視覚・聴覚・味覚・触覚）の中で最も古く、原始的な感覚といわれています。なぜなら、有毒ガスや火事、食べ物の腐敗臭など危険な匂いを感知し、それらから身を守るための大事な感覚だからです。

今でも私たちは、嗅覚を使って危険を回避することがあります。例えば、冷蔵庫に賞味期限が2～3日過ぎた食品が入っていたとき、期限切れだからと迷わず捨てるでしょうか。ほとんどの人が匂いを嗅いで腐っているかを確かめ、腐敗臭がしたら捨てて、しないときには念のために加熱調理をして食べるのではないかと思います。これも危険から身を守っている行為といえます。

実際に、嗅覚はそれ以外の感覚と、脳への情報の伝わり方が違っています。視覚や聴覚などほかの感覚は、それぞれの感覚器でキャッチした情報を電気信号に変換して大脳《だいのう》皮質《ひしつ》の感覚中枢に伝えて認識され、さらに大脳辺縁系《だいのうへんえんけい》にも信号が伝わります。ところが、嗅覚だけは違っており、大脳辺縁系に信号が直行し、そのあとで感覚中枢へと伝えられます。大脳辺縁系は「動物脳」といわれ、本能や情動と深い関係を持つ部分です。このことからも、嗅覚が人間にとって最もストレートに伝わる感覚であると分かります。

匂いと記憶は密接な関係があり、「懐かしい匂いだ」などと子どもの頃の記憶が思い出されることもあります。それくらい匂いは脳へ刺激を与えていますので、認知能力の低下した高齢者に対してアロマテラピーを行っている施設があるほどです。けれども、匂いは鼻のどこでも感じるわけでなく、鼻腔の最上部にある切手１枚ほどの嗅覚器だけです。ここには嗅粘膜があり、その中にある嗅球《きゅうきゅう》という受容細胞で匂いを感知しています。

味覚に甘味・塩味・苦味・酸味・うま味といった基本となる味があるように、嗅覚にもショウノウ臭、エーテル臭、ハッカ臭、じゃ香臭、花香、刺激臭、腐敗臭の７つの原臭があります。これらの匂いを嗅球で選り分け、その情報が電気信号を変換して大脳の嗅覚野へと伝わり、私たちは初めてどの匂いかを認識します。

ただ、嗅覚は順応性があるのが弱点です。最初は匂いを感じていても、この順応性のためにしばらくすると鈍くなってなにも感じなくなってしまいます。ガスの匂いさえも臭くなくなるのです。こうして嗅覚が鈍くなることで、ガス中毒は起こります。

また、鼻がつまると匂いが分からなくなるのは、鼻粘膜が炎症によって腫れて狭くなったり、嗅神経障害を起こしたりして、嗅球にまで匂いの成分が届かなくなるからです。嗅覚に頼って生きている動物は、例えば犬だと受容細胞は約２億個もあるほど発達していて感度も優れています。これに対して人間の受容細胞は約５００万個ですが、人間は文化的な生活をするにしたがい、嗅覚に頼らなくても生きていけるようになりました。そのため、嗅覚が退化したといわれています。

喉は呼吸器であり消化器の一部

喉の構造

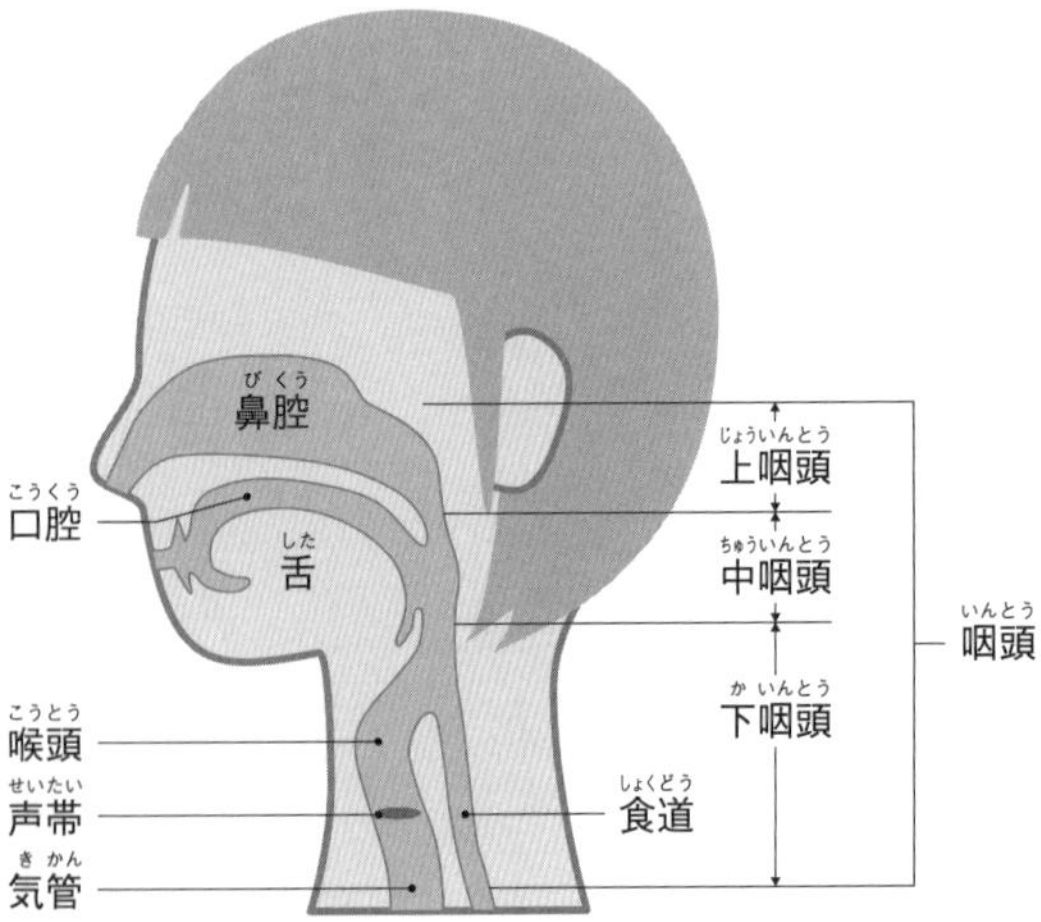

鼻から吸い込んだ空気は、喉を通って気管支から肺へと送られます。また、口から取り込んだ食べ物も喉を通って胃に運ばれます。喉の2つのルートは、どのようになっているのでしょう。

一般的に「ノド」と呼んでいるのは、鼻の奥から気管の入り口に当たる咽頭《いんとう》と喉頭《こうとう》の2つの部分からなっており、「咽」という字も、「喉」という字もノドと読みます。咽頭は、食道と気道を切り換える通路の交差点にあたります。鼻とつながる部分を上咽頭《じょういんとう》、口とつながる部分を中咽頭《ちゅういんとう》、食道と気道の分岐点を下咽頭《かいんとう》と、3つに分けられています。そして喉頭は、咽頭から気道に向かう気管の入り口を指します。

人間以外の哺乳類の咽頭は、交差点ではなく立体交差になっています。これによって鼻から取り入れた空気は喉頭に、口から取り入れた食物は食道に入ります。つまり、空気の通り道（気道）と食物の通り道（食道）が完全に分かれているため、食物が喉につまることはないのです。これに対して人間の咽頭は、気道と食道が一緒になっているために交通整理をしなければなりません。そこで、線路のレールを切り換えるように、喉の奥に付いている軟口蓋《なんこうがい》と喉頭蓋《こうとうがい》というふたを、開けたり閉めたりして切り換えています。

例えば、食物を飲み込むときは、軟口蓋が背側に動いて気道にふたをして、喉頭蓋は気道を塞ぎます。そして呼吸をするときは、軟口蓋と喉頭蓋が反射的に気道を確保します。こうして気道と食道の交通整理をしています。

しかし、このレールの切り換えがうまくいかなくなると食物が喉につまったり、気管に入ってむせたりします。これは子どもや高齢者に多くみられ、ときには命を落とすことがあります。そう考えると、動物の咽頭のほうが優れているように思えます。しかし、リスクを負っても交差点式であるがゆえに、人間は声を獲得したのです。

私たちの声は、喉頭にある声帯というヒダを振動させることでつくられます。喉頭を通って出る空気がほかの動物のように鼻に向かってしまうと声は出ません。人間のノドが交差点式だからこそ声を出せ、言語を獲得することができたといえます。

このように、ノドは呼吸器であり、食物の通路となる消化器の一部であり、さらには言葉を発する器官としての役目を果たしています。

喉の筋肉が緩むと〝いびき〟をかく

本人は眠っているので分かりませんが、横で寝ている人にとっていびきは「うるさくて眠れない」など、とても迷惑な症状です。中には「自分のいびきで目が覚めた」という人もいますが、自分がいびきをかいているかどうかは、ほとんどの場合で家族などに指摘されて知ります。

睡眠中は体がリラックスしていますので、全身の筋肉も緩んだ状態です。舌や口蓋垂《こうがいすい》、軟口蓋も筋肉なので緩んでおり、仰向けに寝ていると重力によって喉の奥へと沈み込み、気道を狭くしてしまいます。狭くなった気道を呼吸のたびに空気が無理やり通るようになるため、空気抵抗を受けます。この空気抵抗が舌や口蓋垂、軟口蓋を振動させ、発した音がいびきの正体です。したがって、起きているときは筋肉が緊張しているため気道を塞ぐことはなく、空気もスムーズに通りますので、いびきをかくことはありません。

もともと気道は、異物を体内に入れないようにするために、内部は狭くデコボコしている部分があり、空気抵抗を受けやすい構造です。特に軟口蓋が振動しやすく、いびきの70%以上はこの部分が原因とされています。いびきをかく原因は、太り過ぎによって喉にも脂肪がついていることで気道を塞いだり、口蓋垂が長かったり、扁桃が肥大したりなどさまざまです。中には、深酒をしたり疲れがたまっていたりするときだけかく人もいます。この場合は、睡眠中は筋肉の緊張が緩んでいるところへ、アルコールや疲労が拍車をかけ、より筋肉が緩んでしまうのが要因とされます。いずれにせよ、いびきをかいているときは、気道が狭くなることで呼吸がしづらくなり、息苦しさから口呼吸になっています。これが喉の振動音を大きくし、「ガーッ」と豪快ないびきを引き起こすと同時に、異物を取り入れてしまい喉に炎症を起こしやすくしています。

つまり、いびきをかくことで喉に炎症が起きて腫れ、これによって気道が狭くなり、さらに炎症が進む、という悪循環に陥るわけです。いびきが重症化すると、睡眠時無呼吸症候群という命に関わる病気を引き起こします。睡眠時無呼吸症候群は、文字通り睡眠中に呼吸が停止してしまう病気です。この代表的な症状こそが大いびきなのです。豪快ないびきをかいていたと思うと、パタッと止まり、静かになったと思っていると再び爆発的ないびきが始まります。これを一晩中、何回も繰り返すため、本人は朝起きたときに疲れが取れず、日中は強い眠気に襲われます。車の運転中に睡魔に襲われると事故を起こす危険があります。

また、睡眠中に呼吸が停止するということは、その間は息をしていないため体は窒息状態に陥っています。これによって高血圧、心疾患、糖尿病、脳卒中などのリスクが高まるため、近年は「いびき外来」を設置している医療機関が増えるなど、治療すべき症状として認識されるようになりました。いびきをかいているときは、口呼吸になっています。肥満気味でも扁桃肥大でもない場合は、鼻に原因があることが多いため治療が必要です。

第3章

鼻・喉の炎症が
全身に及ぼす影響

そもそも炎症はどのようにして起こるのか

炎症は、体の細胞や組織が病的、あるいは傷害性の刺激を受けることで起こる体の防御および修復反応です。つまり、体が治そうとしているプロセスでもあります。この作業は、免疫を担っている白血球とそれをコントロールする化学伝達物質のヒスタミンやロイコトリエン、炎症性サイトカインなどによって行われています。

白血球には、主に急性期に活動する好中球と、主に慢性期に活動するリンパ球、マクロファージ、線維芽細胞があります。これらの細胞や化学伝達物質がどのように働いて炎症を起こし、また修復しているのか、そのメカニズムを紹介しましょう。

○組織の損傷

さまざまな外因によって体の組織が傷つくと、破壊された細胞や血小板などからヒスタミン、ロイコトリエン、プロスタグランジン、ブラジキニンなどの化学伝達物質が放出され、これらの物質が炎症メディエーター（仲介物質）となって炎症が引き起こされます。

○血漿《けっしょう》の滲出《しんしゅつ》と炎症細胞の浸潤

放出されたヒスタミンなどによって血管が拡張し、血流が増えたことで鼻や喉の粘膜には発赤、発熱が生じます。

さらに、血管壁の透過性の亢進（血漿中に含まれるタンパク質や血液中の白血球が血管壁をすり抜けて周囲の組織に滲出したり、浸潤したりすること）が起こり、血液中から血漿が漏れ出して組織間液が増加します。これによって粘膜に浮腫が起こり腫れます。こうして粘膜が腫れることで面積が広くなれば空間ができた分、より多くの好中球などを患部に集めることができるため、体にとっては有利に戦える環境となります。

ただ、浮腫が起こっている粘膜はブヨブヨに腫れていますから、局所的な圧迫も起こります。ここで、血漿中に存在するブラジキニンが放出され、疼痛を引き起こします。

このようにしてヒスタミンなどの化学伝達物質の作用により、炎症細胞が局所に集中し、細胞から放出されるタンパク質分解酵素や、活性酸素などによって炎症が増強します。

○組織の除去と修復

ある程度組織の障害が治まってくると、壊死した組織を取り除いてダメージを受けた組織を元に戻す修復作業が行われます。修復の過程では、リンパ球やマクロファージ、線維芽細胞が主体となります。リンパ球は免疫反応を介して病原体を排除し、マクロファージは好中球が処理できなかった病原体や壊死した細胞を貪食します。また、ダメージを受けた組織は、線維芽細胞が膠原繊維を作って埋めていき、組織の修復を図ります。

炎症は体内で白血球と病原体が戦いを繰り広げ、それによって傷ついた組織が修復されるプロセスです。ところが鼻や喉の場合は、その機能と構造から修復されにくいのが実情です。

鼻・喉の軽度の炎症は自覚がない

ウイルスや細菌などで病気にかかったり、打撃といった創傷を負ったりして体に異変が起こると、該当の部位は赤くなり痛みを感じます。このような状態を炎症といいます。医学的には赤くなる（発赤）、腫れる（腫脹）、熱くなる（熱感）、痛む（疼痛）という4つの症状が見られることから「4徴候」といい、さらに、該当の部位が動かなくなることも多いため機能障害を加えて「5徴候」と呼ぶことがあります。

実際に鼻や喉に炎症が起こると、特に急性の場合は鼻腔内が腫れて鼻がつまり、喉も腫れて痛みを感じたりするなど、自覚症状が現れます。ところが慢性化すると、腰痛や膝痛などとは違い痛みが現れることが少なく、症状は持続しているにもかかわらず、本人は意外と自覚していないケースが多いのです。

また、局所的な炎症のため、ＣＲＰ（炎症反応）の数値も高くならず正常の範囲に収まっています。しかし、鼻の中を見ると鼻腔や咽頭《いんとう》が腫れていて気道が狭くなっていたり、鼻水が奥のほうにたまっていたり、喉の奥に流れたりするなど明らかに炎症は起こっています。それを本人に伝えると、「そういえば鼻声だと人に言われたことがある」と思いあたることが少なくありません。

このような話を聞くと皆さんは「鼻がつまれば誰でも気づくのではないか、なぜ自覚がないのだろう」と疑問に思うかもしれません。けれども、つまっているといっても、完全に気道が塞がれているわけではないため呼吸はできますし、つまっているのが片方だけであれば、口呼吸をすることで支障はないのです。

そもそも慢性鼻炎になる人は、すでに子どもの頃から徴候が現れているケースが多いのです。例えば、小学生の頃にアレルギー性疾患になり治療を受けても、ある程度症状が改善したところで通院を止めてしまった、もしくは、いびきをかいているのに治療しないまま成長して口呼吸が普通になっているというようになんらかの火種はあったはずです。特に子どもの頃に扁桃腺が腫れていても大半は大人になると免疫力が高まったことで治まります。しかしその要因を取り除いたわけではありませんから、鼻や喉が悪い状態は残ったままです。

このようにして本人に自覚がない、もしくは自覚があっても慣れてしまい気に留めなくなり放置していたことで、徐々に鼻や喉の状態が悪化していき、やがて体の不調を引き起こすようになります。

鼻に炎症が起きると喉にまで広がる

鼻や喉の粘膜組織には、病原体などの異物が侵入しないように働く「粘膜免疫」が備わっており、主に活躍しているのはＩｇＡ抗体という免疫物質です。抗体とは、侵入してきた病原体（抗原）に反応し（くっつく）、これを無力化するように働く免疫物質で、免疫グロブリン（Ｉｇ）とも呼ばれているタンパク質です。免疫グロブリンは、分子構造と機能の違いからG、M、A、E、Dの5種類に分類されています。

○IgGは、血液中にある体内に侵入した微生物、異物と戦います。また、補体（免疫反応を媒介するタンパク質）を活性化します。

○IgMは、抗原による刺激後、最も早く出現して微生物、異物と戦います。また、補体を活性化します。

○IgAは、鼻水や唾液、消化液、痰などにある、粘膜での防御機構の主役的な役割を担っています。

○IgEは、アレルギー、寄生虫の排除に関与しています。

○IgDの機能は、現在よく分かっていません。

これらの中においてIgAは、特定の細菌やウイルスだけに反応するのではなく、多種の病原体に反応するという守備範囲の広さが特徴です。しかし、私たちは息をしなければ生きていけませんから呼吸を続ける限り、すべての異物をブロックすることは困難です。そのため、排除できなかった異物が鼻腔の粘膜を刺激して炎症を起こしやすくしています。

鼻に炎症が起きているということは、なんらかの異物が侵入したことを示していますの

扁桃の種類と位置

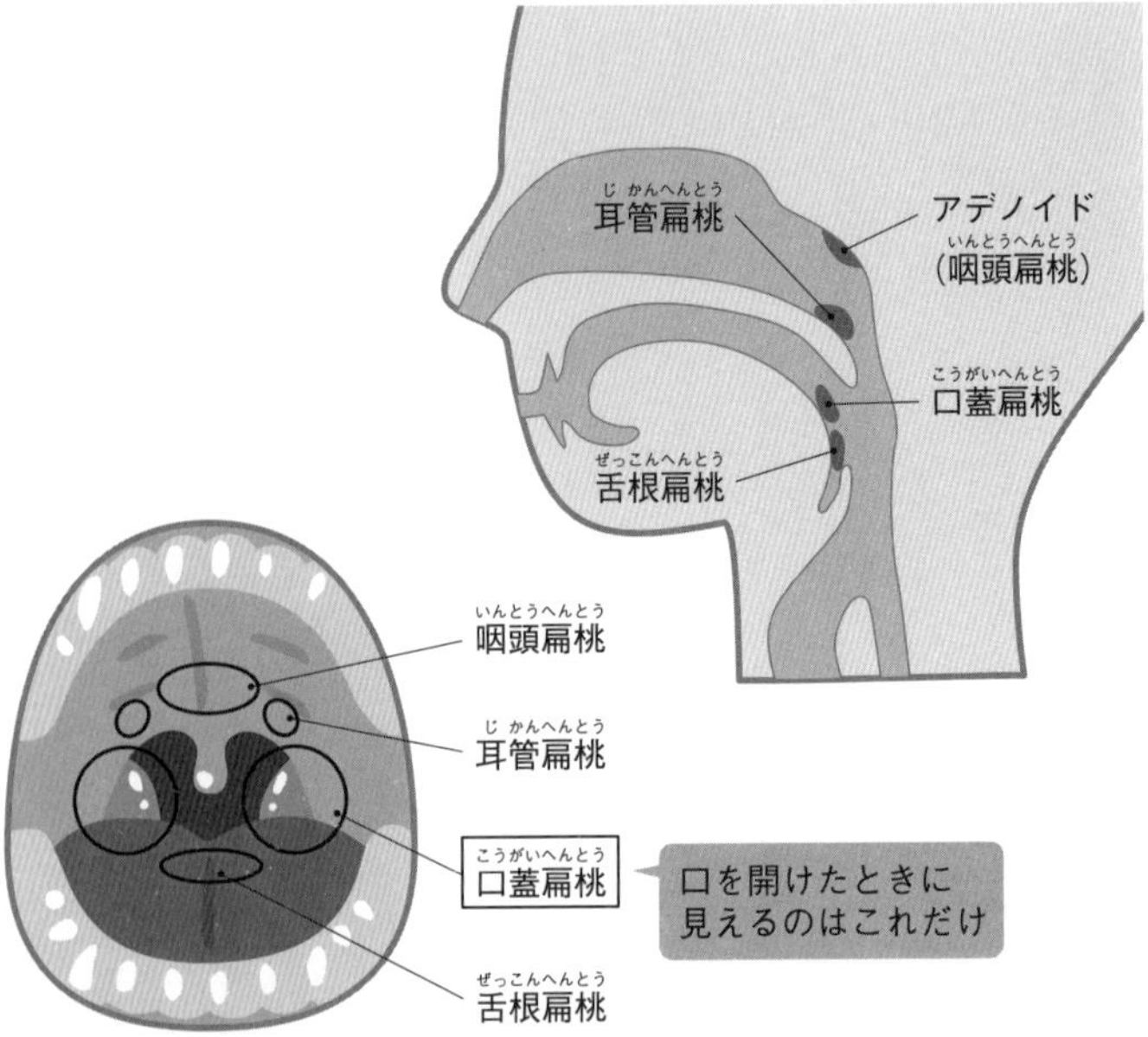

で、これらの異物が呼吸とともに奥へと進んでいき、喉（咽頭）にも炎症を広げていくようになります。つまり、火元である鼻から喉へと燃え広がり、まさに延焼（炎症）するわけです。また、鼻に炎症が起きていると口呼吸になるため、ゴミなどだけではなく細菌やウイルスなどの病原体も口から直接取り込むようになり、咽頭の炎症は鼻以上に大きくなります。

　先に述べたように咽頭は、構造的にも異物がとどまりやすく、細菌やウイルスなどの感染を受けやすい危険地帯です。そのため、咽頭の粘膜下はＩｇＡ抗体だけではなく、免疫を担っているリンパ組織が特に発達しており、このリンパ組織の集合体を扁桃といいます。扁桃には、場所によって口蓋扁桃《こうがいへんとう》、咽頭扁桃《いんとうへんとう》、舌根扁《ぜっこんへん》桃《とう》、耳管扁桃《じかんへんとう》などがあり、これらを総称して一般には「扁桃腺」と呼びます。

○口蓋扁桃は、口蓋垂《こうがいすい》（のどちんこ）の両脇にあります。
○咽頭扁桃は、鼻腔の突き当たりの粘膜にあり、アデノイドともいわれています。
○舌根扁桃は、文字通り舌の付け根、口蓋垂の奥にあります。
○耳管扁桃は、アデノイドの側壁にあります。

通常、扁桃というと口の中に見える一対の口蓋扁桃を指しますが、見えないところにも配備されており、細菌やウイルスなどの病原体が侵入してきたときには、リンパ組織の働きによって排除しています。

「扁桃腺が腫れる」とは、これらの扁桃に病原体が侵入してリンパ組織が戦っている状態をいいます。

鼻・喉に炎症を引き起こす原因

炎症は、体内に侵入したなんらかの異物を排除しようとしている反応です。鼻や喉に炎症を引き起こす原因には、大きく分けると鼻の疾患、喉の疾患、物理的構造の３つが考えられます。

①鼻の疾患

鼻腔の粘膜に炎症が起こった状態が「鼻炎」です。これには、主に急性と慢性、アレルギー性があります。

○急性鼻炎

ほとんどが風邪のウイルス感染が原因で起こります。また、疲れがたまって免疫力が低下していると、鼻の粘膜に細菌が感染して起こることもあります。主な症状は、くしゃみ、鼻水、鼻づまりなどです。鼻水は、初期にはさらっとした水溶性ですが、長引くとやがて粘液性に変化します。細菌感染を合併すると、黄色い膿の状態になります。これらは風邪

後鼻漏《こうびろう》の状態

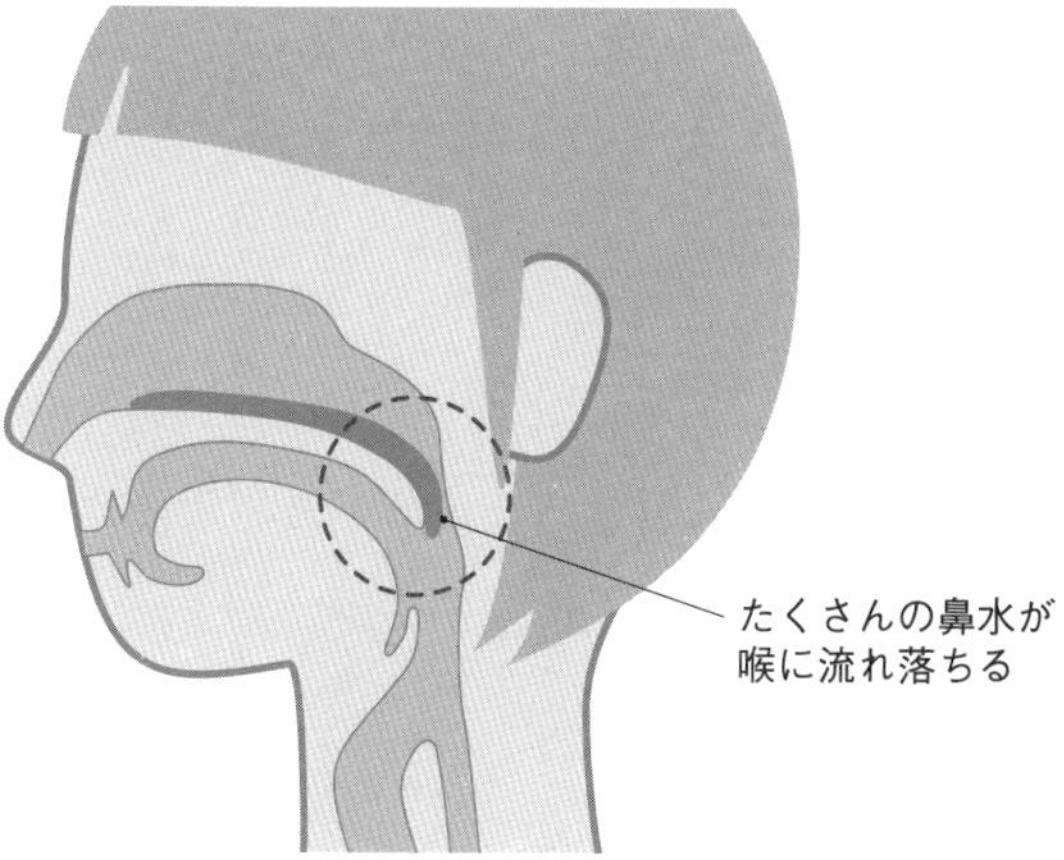

の症状でもあり、発熱や頭痛、倦怠感、関節痛、咽頭痛、咳などを伴うこともあります。さらに、鼻の粘膜の炎症が悪化し、鼻腔から副鼻腔《ふくびくう》まで波及すると副鼻腔炎を引き起こしやすくなります。

　急性副鼻腔炎の症状は、黄色や黄緑色の粘り気のある鼻水になるのが特徴です。多くの鼻水が喉に流れてしまっている状態を「後鼻《こうび》漏《ろう》」といいます。後鼻漏は、鼻水が喉に下りて飲み込むようになるため不快感を伴います。また、急性の場合は、風邪でも副鼻腔炎でも抗菌薬などの薬物療法によって比較的短期間で良くなります。問題は、風邪や副鼻腔炎をこじらせると慢性化する恐れがあることです。そのため、急性の段階できちんと治すことが大切です。

○慢性鼻炎

急性鼻炎を繰り返すことによって慢性化したものと考えられています。例えば、風邪をひいて治った数日後に再び風邪をひいたり、こじらせて長引いたりすると慢性化し、鼻の粘膜の炎症も続きます。主な症状は、鼻の粘膜に慢性的な炎症が起こり、腫れることによって鼻水が常に出たり、鼻づまりが続いたりします。

○慢性副鼻腔炎

副鼻腔炎が慢性化した状態を、一般には蓄膿症《ちくのうしょう》といいます。慢性副鼻腔炎になると喉の奥に鼻水が多く流れてしまい（後鼻漏）、痰がからむようになるほか、副鼻腔の粘膜が腫れ上がることで鼻がつまり口呼吸になります。また、炎症が続くと粘膜が肥厚して一部がポリープになりやすく、これも鼻づまりを促進する要因になります。ときには後鼻漏によって慢性咽喉頭炎や慢性気管支炎を起こすこともあります。

さらに慢性副鼻腔炎の中でも、治りにくいとされている副鼻腔炎を「好酸球性副鼻腔《こうさんきゅうせいふくびくう》炎《えん》」と呼び、白血球の一種である好酸球が多くなっていることから、この名称がつきました。嗅覚障害が起こりやすい、粘り気の強い鼻水が出る、喘息を合併しやすいといった特徴があります。

○アレルギー性鼻炎

アレルギーの原因となる物質を吸い込むことにより鼻の粘膜が刺激され、くしゃみや鼻水、鼻づまりといった症状が発作的に起こります。

そもそもアレルギーとは、体に入ってきた異物を排除する免疫が過敏に働いてしまう現象をいいます。本来は体にとって有害な物質を取り除く大切な反応ではありますが、その反応が過剰になると、日常生活に支障が生じます。反応の程度は人によって異なり、そのアレルギーがなにによって起こり、体のどの部分に症状が出るかで病名が変わってきます。

アレルギー性鼻炎の場合は、季節に関係なく起こる通年性アレルギー性鼻炎と、特定の季節に起こる季節性アレルギー性鼻炎の2つに大きく分けられます。通年性アレルギー性鼻炎の多くは、ハウスダストやダニ、カビ、ペットの毛、フケなどが原因とされています。季節性アレルギー性鼻炎の代表的な原因は花粉で、「花粉症」とも呼ばれています。特にスギ花粉が知られていますが、季節や地域によってヒノキ、ブタクサなど、原因となる花粉は多くあります。

また、これらとは関係なく、朝は冷え込み、日中は暖かいというように1日の気温差が大きいと、鼻がムズムズしてくしゃみや鼻水が出てしまう寒暖差アレルギーもあります。これは、アレルギーという名称ではありますが、実際には自律神経の乱れによるもので、正式には「血管運動性鼻炎」といいます。それでもアレルギーと同じような症状が現れます。

これらのアレルギー性鼻炎も慢性化しやすく、体質的なこともあって治りにくいのが現状です。

② 喉の疾患

喉の炎症は、主に口呼吸が原因で引き起こされています。扁桃炎や扁桃周囲炎のほか、咽頭炎などがあります。

○扁桃炎

前項で述べた口蓋扁桃、咽頭扁桃、舌根扁桃、耳管扁桃という4つのリンパ組織のうち、ほとんどの場合、口蓋扁桃に細菌やウイルスが侵入し、これを排除しようとして免疫が反応することにより炎症が起こっている状態をいいます。一般的には、急性炎症を生じる急性扁桃炎と、その症状が長く続く（繰り返される）慢性扁桃炎があります。いずれの場合も喉の痛みや発熱、倦怠感などの症状を伴います。食べ物や飲み物、ときには唾液さえ飲み込めなくなるほどの強い痛みと腫れが現れることもあります。

急性扁桃炎は、溶連菌などの細菌やウイルスが原因で起こっています。これらの病原体は、風邪や疲労、ストレスなどによる免疫力の低下によって増殖するほか、喉の乾燥や急激な気温変化なども影響しています。そして、急性扁桃炎が繰り返されると慢性化し、慢性扁桃炎となります。

○扁桃周囲炎

扁桃炎が周囲の組織に波及した状態を指します。また、扁桃の感染が長く続くことで周囲に膿がたまることがあり、この状態を扁桃周囲膿瘍といいます。主な症状は喉の痛み、発熱、飲み込みにくさ、口臭などです。症状がひどくなると、気道が狭くなって息苦しくなることがあります。

○咽頭炎《いんとうえん》

咽頭（鼻の奥から喉までの部分）が細菌やウイルスの感染によって炎症を起こしている状態をいいます。多くの場合で風邪のウイルスによるものですが、季節によってはインフルエンザや花粉症、溶連菌などの細菌が原因になることもあります。一般的には、急性炎症を生じる急性咽頭炎と、その炎症が長く続き慢性化する慢性咽頭炎があります。

咽頭炎は喉に起こる炎症のため、喉が痛む、赤く腫れる、熱が出るなどの症状が現れます。慢性化すると喉頭にも炎症が及び、喉頭の腫れによって気道が狭くなり、息苦しさを感じることもあります。

③鼻の物理的構造によるもの

鼻は空気の取り入れ口のため、ここに構造的な問題があると鼻や喉の疾患を起こしやすくなります。外見からは分かりませんが、子どもの頃にはまっすぐでも成長するにしたがって多くの人は、鼻中隔《びちゅうかく》（鼻を左右に分けている壁）がある程度は曲がってくるので、まっすぐな人のほうが少ないくらいです。その曲がり方は、大きく４つのタイプに分類できます。

①鼻の入り口からグッと〝Lの字〟に曲がっているタイプ。
②途中で〝Kの字（くの字）〟のように折れ曲がったタイプ。
③片方が全体的に〝Cの字〟に曲がっているタイプ。
④〝Sの字〟に曲がっているタイプ。

このように鼻が曲がっていると、どうしても空気の通りが悪くなり、その部分に細菌やウイルスなどがとどまって繁殖しやすくなります。これも炎症を起こす原因になっています。

また、中鼻甲介《ちゅうびこうかい》は通常、一枚の板状の骨の表面を粘膜で覆っていますが、この骨の中が蜂の巣状に膨らんで腫れることがあります。これを中鼻甲介蜂巣といい、膨らみの程度が強いと鼻づまりの原因になります。ここに細菌やウイルスが侵入すると、余計に状態が悪くなり呼吸がしづらくなります。

これらは通常、誰にでも見られる生理的な変化として治療の対象にはなりません。しかし、鼻づまりや頭痛など、日常生活に支障をきたすほどの症状が現れている場合は、手術などの治療が必要となります。この状態を「鼻中隔弯曲症《びちゅうかくわんきょくしょう》」といいます。

このように、鼻の構造によっても炎症を起こすことがあります。

鼻や喉の炎症は周囲に飛び火する

鼻・喉・目・耳は、それぞれに役割があり、連携して大事な働きをしています。そのため、鼻に炎症が起きると喉だけではなく、目や耳など周囲の器官にも波及することがあります。そこで、それぞれの関係を見ていきましょう。

○鼻と喉

これまでの説明ですでに理解いただけていることと思いますが、喉は軟口蓋《なんこうがい》というふたの切り換えによって食道と気道に分かれています。食事中は気道を塞いで口と食道をつなぎ、くしゃみをするときは食道を塞ぎ、鼻と気道をつなぎます。そのため、食べ物が食道に達していないときに、くしゃみをすると、それは鼻から出てしまいます。

こうして鼻と喉がつながっていることで、気道と食道を確保していますが、鼻に炎症が起きていると口呼吸になることで、喉にまで炎症の範囲を広げてしまいます。

○鼻と目

鼻と目は鼻涙管《びるいかん》という管でつながっています。耳側の上まぶたの奥にある涙腺で作られた涙は、鼻側にある鼻涙管を通って鼻に抜けますが、この管を通っている間に通常は乾いてしまいます。けれども、泣き続けて涙の量が増えると、乾ききらずに鼻水となって出てきます。これが、泣くと鼻水が出る理由です。

しかし、鼻の炎症が鼻涙管から目に広がることはなく、むしろ鼻の構造による影響が大きいと思われます。

鼻の奥は非常に深く、目の下や裏側、額にまで副鼻腔が広がっています。しかも、篩骨《しこつ》洞《どう》の横は、目と薄い骨1枚で接しています。そのため、副鼻腔炎など鼻に炎症が起きると、薄い骨を覆っている粘膜から炎症が目にも波及し、まぶたが開かないほど腫れたり、むくんだりすることがあります。中には薄い骨にもともと穴が開いていることがあり、そこから細菌やウイルスが侵入するケースが見られます。特に発達途上にある子どもの場合は骨が薄いため、鼻の炎症が目に及びやすくなります。例えば、黄色い鼻水が出ていると、黄色い目ヤニとなって現れてきます。目ヤニが出る目の疾患で代表的なのは結膜炎ですが、外界から直接細菌やウイルスが侵入するだけではなく、鼻から入ってくることもあるのです。

○鼻と耳

鼻と耳は耳管《じかん》という管でつながっています。耳管は、普段は閉じていますが、唾を飲み込んだり、あくびをしたり、耳の中（中耳や内耳）のゴミを鼻から外に出したりするときに開きます。また、鼓膜を境に内外の気圧調整も行っています。例えば、飛行機に乗ると耳がツーンとなるのは、鼓膜の内外で気圧のバランスが変わるからです。そのため飛行機で上空に行くと鼓膜を外から押していた空気の力が弱くなり、内側から強く押し返されます。この気圧の差で、耳がツーンとなります。このとき、唾をゴクンと飲み込むと耳管が開き、空気が抜けることで鼓膜が正常な位置に戻り、ツーンという不快感が治ります。

構造から起こる症状に、中耳炎があります。抵抗力の弱い子どもに起こりやすい病気ですが、大人でも風邪をひいて勢いよく鼻をかんだり、鼻水が出ている状態で飛行機に乗ったりすると、気圧の関係で閉じていた耳管が開いてしまい、風邪のウイルスが耳にも伝わり中耳炎を起こすことがあります。中耳炎は耳の中に起こる炎症で、軽いときには自覚症状はなく自然に治りますが、放っておくと炎症が拡大し、痛みや膿が出ることもあります。また、内耳炎になり頭痛や難聴などの症状を招きます。

このように鼻の炎症は周囲にも波及するため、慢性的な炎症はほかの疾患を引き起こすリスクも高まります。しかも、鼻の周囲にとどまらず、長引くと全身に影響を与えることもあるのです（第5章参照）。

体温の低い人は炎症を慢性化しやすい

炎症は誰にでも起こり得ることですが、アレルギー性などの慢性鼻炎の人は、多くの場合で体温が低く、平熱であっても手足が冷えている傾向にあります。

一般に低体温と冷え症は混同されがちですが、低体温は深部体温が低く、内臓など体の中が冷えた状態で、本人に自覚はほとんどありません。これに対して冷え症は、季節に関係なく手足の先など体の特定の部位が冷えた状態で、本人は自覚しています。両者に違いはあるものの、体が冷えていることに変わりはなく、同じ対策がとられます。特に問題なのは深部体温が低いことで、最近は低体温症の人が増えているといわれています。

また、石原結實先生は自身の著書『体温力』で、現代人は50〜60年前の人に比べて、体温が1度くらい低くなっていると指摘しています。現在、多種の病気が蔓延しているのも、現代人の低体温化が原因ではないかという医者がいます。皆さんは、「体温が1度くらい低くても、たいしたことではない」と思うかもしれません。けれども、体温が1度違うだけで、体内の環境が大きく変化するのです。私たちの体は、体外から取り入れた酸素や栄養を利用して生命維持に必要な物質に作り換え、またエネルギーの出し入れをして、細胞分裂をしています。これらの化学反応を代謝といいますが、最も重要な役目はエネルギー（熱）を作り出すことです。このエネルギーによって生命活動（基礎代謝）を営んでいるからです。そして、使われずに残ったエネルギーが熱となり、その70％以上が体温の維持に使われています。基礎代謝とは、呼吸をしたり内臓器官を動かしたりと、生命を維持するために必要なエネルギー量（カロリー）のことをいいます。私たちの体が熱をもつのは、代謝で作られた熱が血液などの体液を温めて全身を循環させているからです。そのため、血液循環が悪くなると、温かい血液が全身に回らなくなり、体温が低くなります。人間の体は、36・5～37度の体温で最もよく働くようにできています。この体温であれば、代謝に関わっている体内の酵素がいちばん活性化します。

体内のすべての化学反応は酵素が触媒（化学反応の速度を変化させること）となって行われているので、いくら体にいい栄養を取り入れても、酵素が働かなければ消化も吸収もできません。体内には消化酵素や代謝酵素など、３０００種類以上の酵素が存在しているといわれています。例えば、デンプンはアミラーゼという消化酵素によってブドウ糖に、脂肪はリパーゼという消化酵素によって脂肪酸に分解されています。そのため、体温が1度下がっただけで酵素の働きが悪くなり、代謝率は12％低下するといわれています。つまり、酵素が十分に働かないと体が必要とする栄養素が作れず、細胞に送れなくなるのです。

そうなると、体内の機能が低下してしまいます。中でも免疫を担っている白血球の働きが悪くなり、免疫力は30％も低下するといわれています。これでは体内に侵入しようとする病原体を駆逐することは難しく、鼻や喉での戦いが長引き、炎症が続きます。さらに怖いのは35度台の体温になると、がん細胞が活発化して増殖するということです。また、体温が低いと血流が悪くなり血液が停滞し、血液中の老廃物が増え汚れてきます。血液が汚れると、その汚れを体外に放出するために発疹や炎症が起こりやすくなります。

したがって、体が冷えた状態では炎症を抑えることは難しく、慢性化させてしまいます。

すべての症状に自律神経の乱れが影響している

実は、生命活動に関わる全身の機能を調整しているのは自律神経で、体の冷えにも大きく関係します。寝ているときでも呼吸をし、心臓が拍動を続け、血圧や発汗、体温が調整され、内臓がきちんと働いているのは、すべて自律神経がコントロールしているからなのです。夏の暑い日でも冬の寒い日でも、体温が36～37度と一定に保たれているのは自律神経の働きによります。このように自律しているため自分ではコントロールできないので、自律神経と呼ばれています。自律神経には交感神経と副交感神経の2種類があり、両者は「促進」と「抑制」という拮抗関係にあってバランスをとりながら働いています。

交感神経は体を活発に動かすように働き、副交感神経は体を休ませるように働きます。ですから日中は主に活動を促す交感神経によって適度な緊張状態をつくり、やる気を起こさせています。一方、夜間は主にリラックスを促す副交感神経によって日中の緊張をやわらげ、休息を促しています。

ところが、ストレスの多い現代人は交感神経が優位な状態がずっと続き、副交感神経との切り換えがうまくできなくなっています。例えば、夜中まで起きていると、本来は副交

交感神経と副交感神経

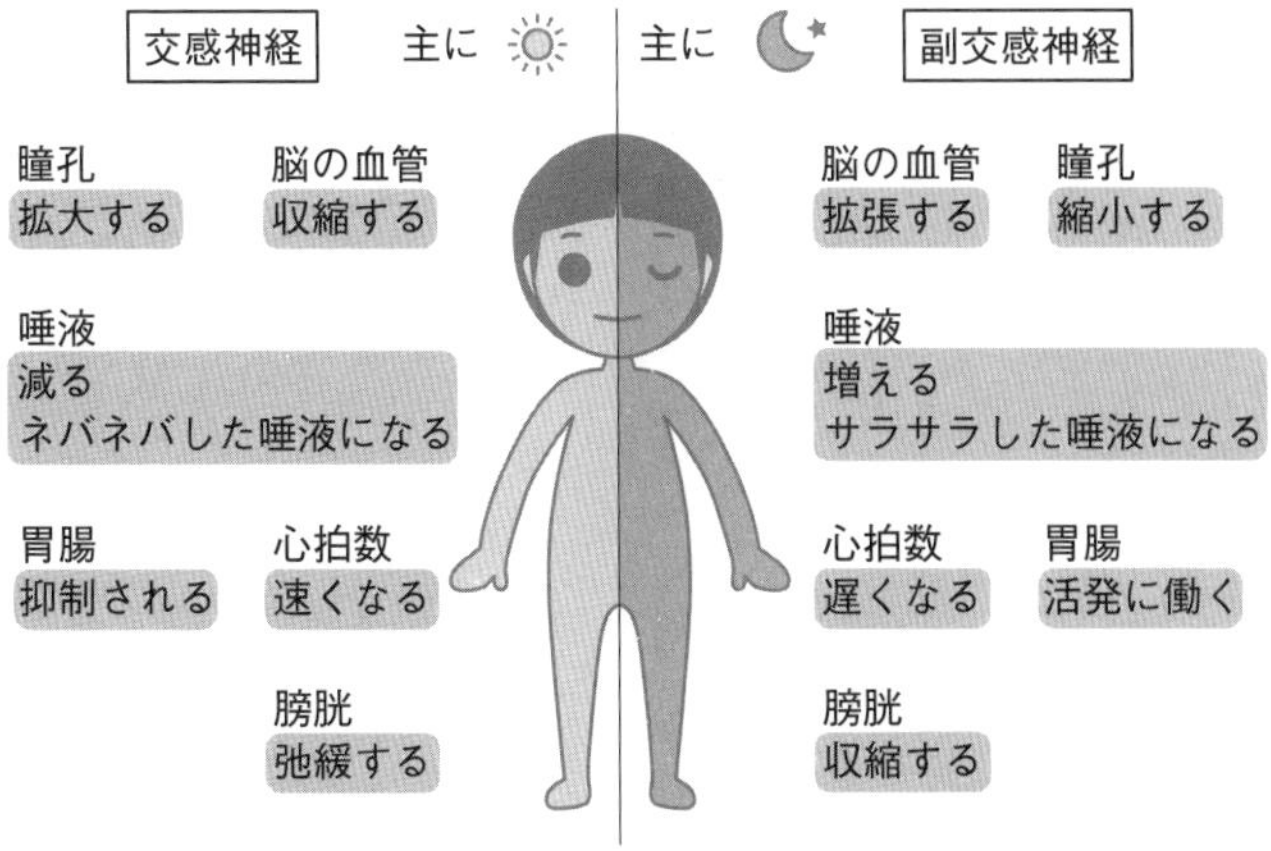

感神経に切り換わる時間帯にもかかわらず、交感神経が優位のままで緊張状態が続くことになります。そのため、布団に入っても頭が冴えて眠れないという状況を招いています。

また、交感神経が優位になると、体は緊張状態にあるので血圧を上昇させ、心拍数を上げ、胃は弛緩して大腸の収縮運動を抑えます。これとは逆に、副交感神経が優位になると、体はリラックス状態になるので血圧は下がり、心拍数も落ち着いて、胃は収縮して大腸の収縮運動を促進します。例えば、外出先では緊張していて便意を感じないのに、帰宅した途端にトイレに行きたくなるのは、ほっとして副交感神経が働くからなのです。このように緊張すると交感神経が優位になり、リラックスすると副交感神経が優位になります。

ストレスは、交感神経を優位にして心身を緊張状態にします。これは、古代であれば臨戦態勢をとっている状態で、獣と対峙したときの防御反応でもあります。狩猟採集をしていた時代は、オオカミなどの野生動物にいつ襲われるか分からない状況でしたので、臨戦態勢をとる必要があったと考えられています。このとき、脳内ではアドレナリンやノルアドレナリンという神経伝達物質が分泌されます。アドレナリンは興奮状態を作るホルモンといわれ、心拍数を上げて血管を収縮させ、筋肉を緊張状態にします。そのため恐怖や不安を感じたときに分泌されます。ストレスのかかった状態になったとき、「戦う」か「逃げる」かの判断を瞬時にして行動するという原始的なホルモンというわけです。ノルアドレナリンも興奮状態にする物質で、「怒りのホルモン」という異名があり、恐怖心や不安感を招きます。ストレスへの感受性を強くする作用があるため、血流を悪くします。

アドレナリンやノルアドレナリンの増加が問題なのは、血管を収縮させることにあります。これにより血流が悪くなり、全身で血行障害が起こるからです。血液は酸素や栄養素を運ぶほか、免疫に関わる細胞も循環させています。そのため、血流が悪くなると免疫力も低下します。鼻や喉も自律神経の支配を受けているので、炎症が大きく影響してきます。

第4章

鼻・喉の炎症を抑える「6スポット療法」とは

6スポットの位置

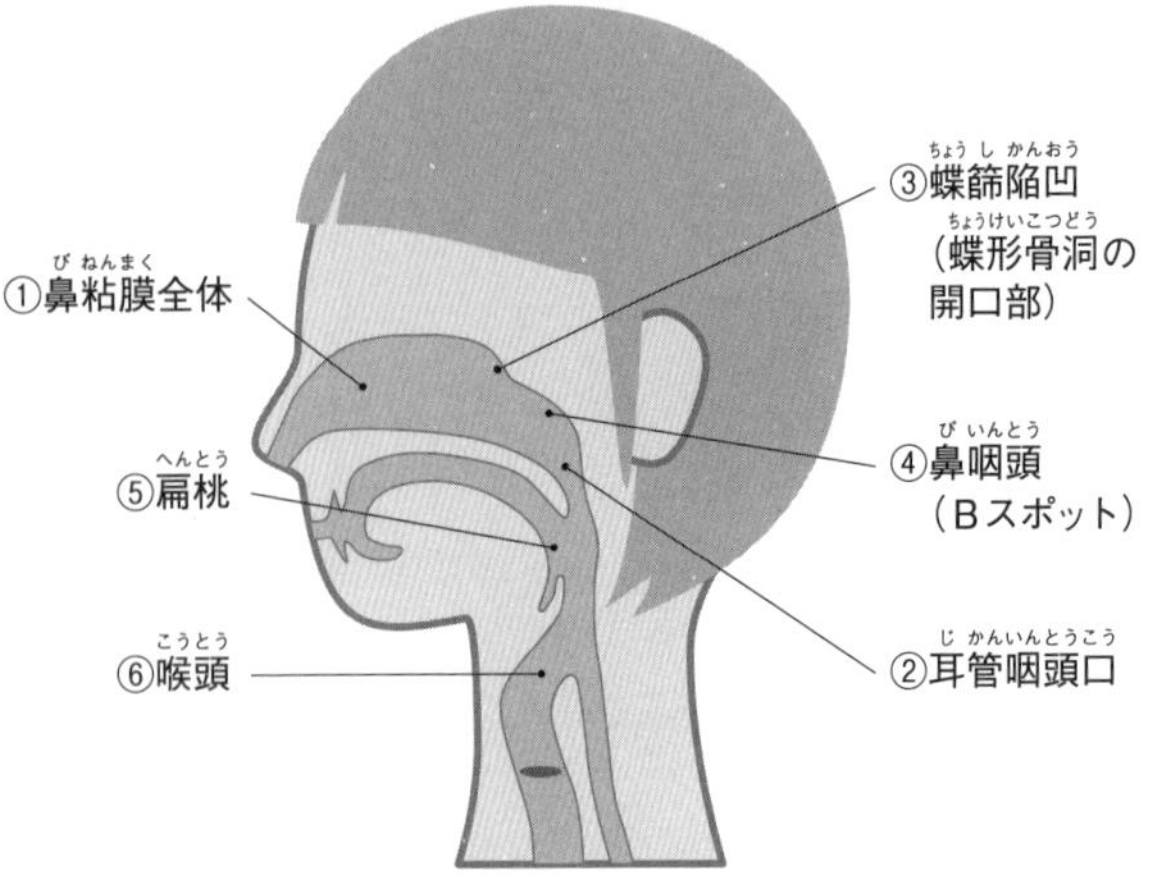

鼻から喉頭《こうとう》までの気道には上のイラストのように6カ所の危険地帯（スポット）があり、これらのうちの1カ所、あるいは複数の場所で多くの人に炎症が見られます

○第1スポット

鼻の孔の内部に広がる鼻腔内の**鼻粘膜《びねんまく》全体**が第1スポットです。ここは上鼻甲介《じょうびこうかい》、中鼻《ちゅうび》甲介《こうかい》、下鼻甲介《かびこうかい》があり、複雑な構造で粘膜の過敏性が強く、6つのスポットの中で処置がいちばん難しいところです。特に中鼻甲介と下鼻甲介の間にある中鼻道《ちゅうびどう》の奥は、副鼻腔《ふくびくう》（上顎洞《じょうがくどう》、篩骨洞《しこつどう》、前頭洞《ぜんとうどう》）とつながっているため鼻水がたまりやすく、鼻づまりの原因になることから治療をするうえで欠かせない大事な場所です。アレルギー性鼻炎のほとんどで下鼻甲介が大きく腫れ炎症しています。また鼻中隔《びちゅうかく》の手術を受けても鼻づまりの感覚が抜けないときは、中鼻道がつまった状態であることが多いようです。さらに、めまい・耳鳴り・顔面神経麻痺・突発性難聴といった症状の人は中鼻道が炎症している場合があります。

○第2スポット

ここは**耳管咽頭口《じかんいんとうこう》**といって鼻の奥の耳とつながる耳管《じかん》の境界溝の付近です。ここには耳管に異物が侵入するのを防ぐ働きをしている耳管扁桃《じかんへんとう》と咽頭扁桃《いんとうへんとう》がありリンパ組織が発達していますので、炎症が起こると耳へも波及します。代表的な症状には中耳炎があります。

○第3スポット

蝶篩《ちょうし》陥凹《かんおう》は鼻腔の後上方のあたりを指します。ここは脳と隣接しており、近くには視床下部と下垂体があり、また目の神経とも近いことから炎症が起こると目の奥のほうに感じる頭痛や目の疾患を起こしやすくなります。また、自律神経やホルモンの調節にも影響を与えるため、現れる症状は全身に至ります。

○第4スポット

アデノイド（咽頭扁桃）から口蓋垂《こうがいすい》（のどちんこ）の裏も含める空間全体です。**鼻咽頭《びいんとう》**といい、ここは上咽頭《じょういんとう》もしくはBスポット（90ページ参照）ともいわれます。後鼻漏の症状がある場合、ここを鼻水が通り（55ページ参照）、炎症を起こします。そのため、口蓋垂の裏だけではなく、イラストのように、前側や両脇など全体を丁寧に治療することが重要です。この場所が炎症すると背骨に近いことから、自律神経をはじめとする神経系に影響を及ぼし、頭が痛い、イライラする、疲労感がとれないといった症状を引き起こします。また、副鼻腔炎による後鼻漏があるときは、ヒリヒリする、イガイガする、異物が引っかかるといった感覚があります。アレルギーの人は、本人も説明のできない鼻・喉・耳のど

第4スポットの治療範囲

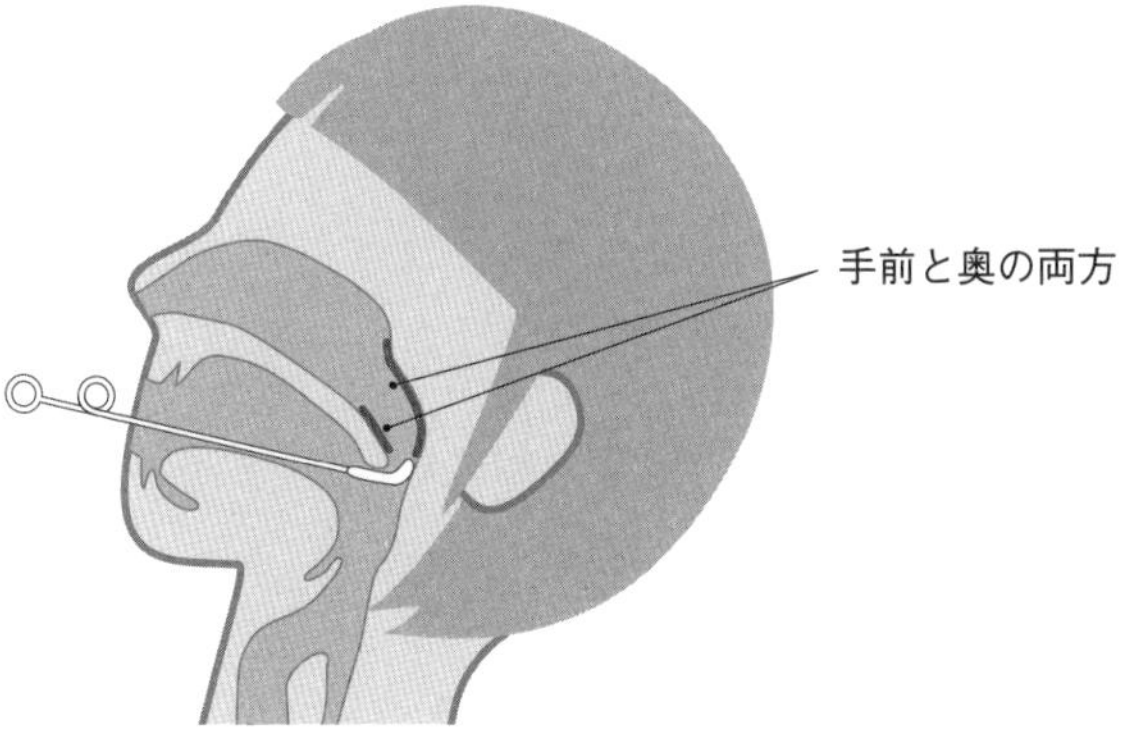

こかに、痒みや痛みが現れます。

○第5スポット

一般に扁桃腺といわれている**扁桃**《へんとう》です。大きく口を開けたときに口蓋垂の両脇に見えるアーモンドの形をした部分が口蓋扁桃で、舌の付け根にあるのが舌根扁桃です。これらの場所には、口呼吸をしていると細菌やウイルスなどの病原体が、直接入ってきます。そのためリンパ組織が発達しており、炎症を起こしやすく、代表的な症状には急性・慢性の扁桃炎があります。このほか、頭痛、肩こり、耳鳴りなどの症状が現れてきます。

○第6スポット

ここは**喉頭**《こうとう》にあたります（声帯は除く）。咽頭の下にあたる気道の入り口付近が喉頭で、この部分の多くはほかの5つのスポットでの炎症が影響しています。つまり、喉頭自体が病原体に感染して炎症を起こすことは稀なケースといえます。それでも、喉頭に炎症が影響してくると、肩こり、いびきなどが現れやすくなります。

このように6つのスポットは、炎症を起こしやすい危険地帯です。炎症の原因となる病原体などは鼻や口から侵入しますので、例えば鼻腔に炎症があれば、下方の咽頭も当然のことながら炎症を起こしていることになります。つまり、鼻が炎症しているときは、それだけ範囲が広がっているため、その影響から複数の症状が現れるということです。

したがって、原因となっている6つのスポットの炎症を抑えなければ、つらい症状は治りません。

危険地帯の炎症を抑えて不快な症状を改善する「6スポット療法」

体のどこかに炎症が起きているとき、抑える作用のある抗炎症薬を服用したり、患部に

オリジナルの舌圧子（写真右）、咽頭綿棒（写真中央）、喉頭綿棒（写真左）

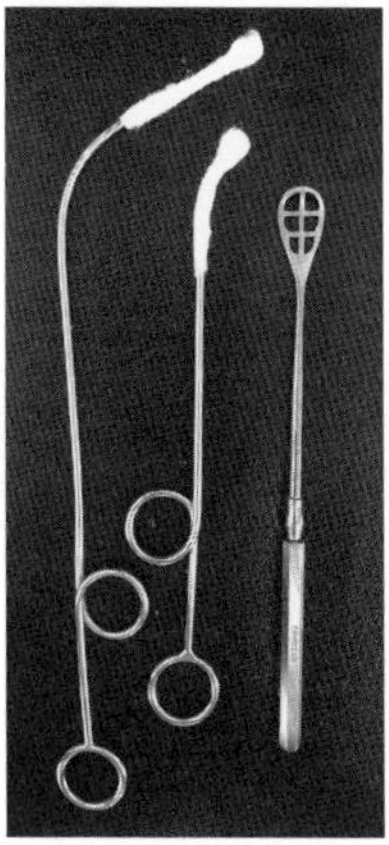

脱脂綿を手巻きした頭部の直径が約2mmの鼻綿棒

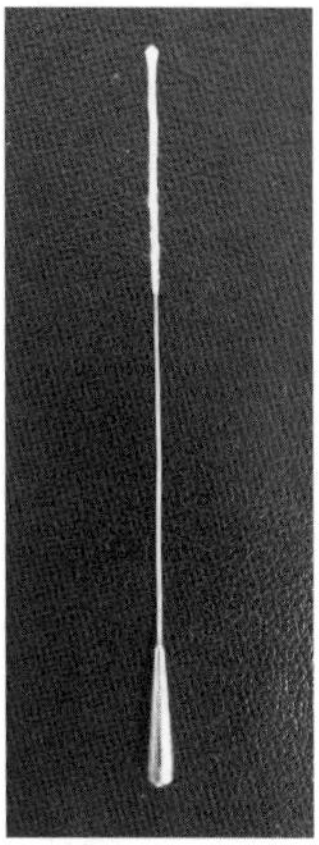

湿布を貼ったり塗り薬を使ったりします。特に急性の場合は効果的で、数日のうちに炎症は治まります。しかし、慢性化した炎症に対しては、思うような効果を得られないのが現状です。

そこで、私が取り組んでいるのが「6《シックス》スポット療法」という治療法です。これは、前項に挙げた6つの危険地帯で、炎症が起きている場所に直接、炎症を抑える作用のある薬剤を塗布するという実にシンプルな方法です。細長い器具に脱脂綿を巻きつけて綿棒を作り（上の写真参照）、これに0・1〜1％（症状によって濃度を変えます）の塩化亜鉛溶液をしみこませ塗布します。スポットというと、

痛みを感じる場所（頭痛）により治療ポイントは異なる

側頭部、前頭部、眉間、目頭のとき

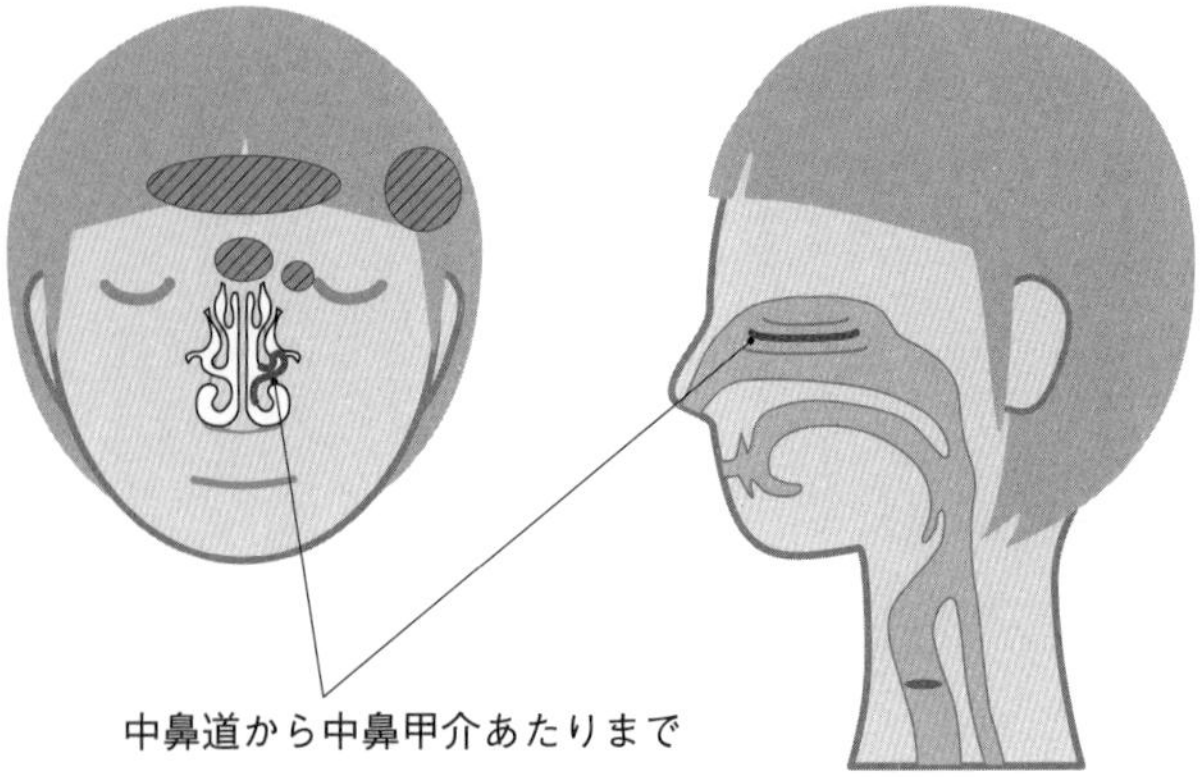

こめかみのとき

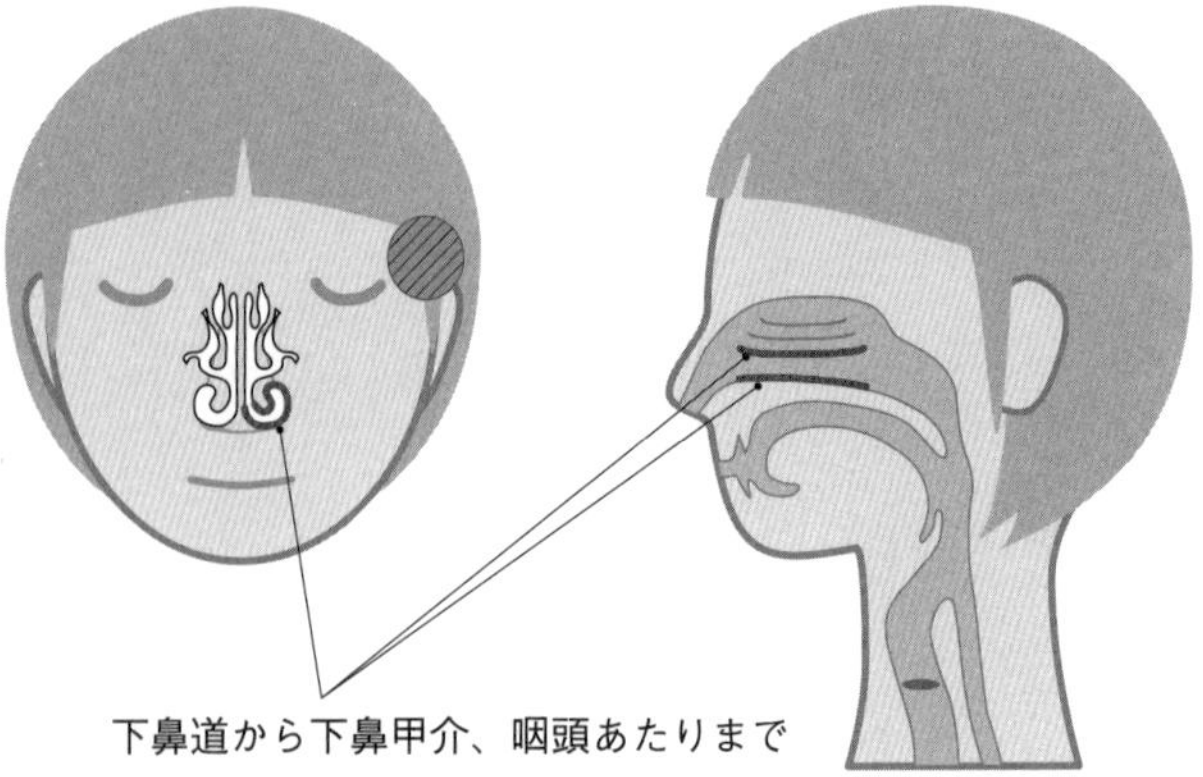

点のような印象を与えてしまいますが、実際は面で捉え、塗るというよりは擦って刺激を与える擦過《さっか》治療です。

この治療で炎症が治まるだけではなく、患部に付随する症状、例えば頭痛なども快方に向かいます（右ページのイラスト参照）。これは、一般に知られている「反射区」に近いのかもしれません。反射区とは、内臓や器官につながっているといわれている末端神経が集まった箇所のことをいいます。東洋医学でいう「ツボ」が点で捉えるのに対し、反射区は面で捉えますので、6スポット療法と通じるものがあるように思われます。

実際に、Hさん（30代男性）のケースでは、この6スポット療法によって咳喘息《せきぜんそく》、後鼻漏（多くの鼻水が喉の奥に流れ込む状態）、高血圧、冷え症などが改善しています。Hさんは10年前から風邪をひくと咳喘息を併発するようになり、夏には必ず一度は風邪をひき、咳喘息が出ることに悩んでいました。咳が止まらないために声はかすれ、喉も痛めてヒリヒリし、痰がからむなどの症状がありました。話をしているとむせるので仕事の打ち合わせ中は周りにも迷惑をかけていました。このような状態ですから当然、呼吸器内科に通院していましたが、担当医より「喉に黄色い鼻水が見えるので後鼻漏が原因ではないか」と指摘されたことで、当院を受診されました。Hさんは話している間も咳き込み、痰がからんで息ができないなど、かなり苦しい状態であることは見ていても分かりました。また、咳がストレスとなっているようで血圧も上がっており、いつも腹部がヒンヤリしていて下痢をすることもあるといいます。

鼻の中をファイバースコープで見ていくと、確かに後鼻漏であることが確認できたうえ、鼻咽腔に炎症が見られ、かなり腫れていました。そこで、6スポット療法を行ったところ、綿棒にかなり血がつきましたが、これにより鼻の通りが良くなり、治療後は呼吸が楽になったと話されていました。2日後に来院されたときには、前回の治療を受けた晩は咳が止まって久々に熟睡できたということでした。ただ、後鼻漏は残っており、喉に違和感があるため、それを解消しようとして無意識に空咳をし、喉の痛みを増幅させていました。

それでも、咳が治まってきたことで手ごたえを感じ、週2回のペースで来院されるようになったのです。ところが、仕事で無理をして睡眠不足に陥るなど、ストレスがかかると再び咳が出るという状態が続いてしまいました。そして、6スポット療法を20回ほど行ったあと、だいぶ咳は治まってきましたが、夢中になって話していると咳き込むことがありました。その後も治療を続けていると、30回目でようやく咳が出なくなったのです。会話中も咳き込むことはなく、後鼻漏が治まったことで血圧も正常になりました。また、血行が良くなったことで冷え症も軽減され、腹部が温かくなり下痢も解消したのです。風邪は、初診時より一度もひいていないということでした。

また、Tさん（30代女性）のケースでは、慢性化した中耳炎が治まりました。

Tさんは花粉症、金属アレルギー、ハウスダスト、ストレス性じんましんなど、いわゆるアレルギー体質のため、季節に関係なく常に鼻がグジュグジュしていてティッシュペーパーを手放せない状態でした。そんなある日、鼻風邪をひいた状態で出張が入り、飛行機に乗ったのがきっかけで中耳炎になってしまいました。耳鼻咽喉科で抗菌薬を処方され、そのときは中耳炎が治りましたが、その後もアレルギー性鼻炎のために鼻をかむことが多く、勢いよく鼻をかんだところ、また中耳炎になってしまったのです。それ以来、ちょっとしたきっかけで中耳炎になってしまったようでした。この元凶はアレルギー性鼻炎にあると考えたTさんは、なんとか治したいという思いから当院を受診したそうです。

Tさんの場合は、長年の鼻炎の影響で鼻から喉にかけて中等度の炎症が見られたほか、黄色い鼻水が上咽頭と中鼻道から流れるように喉に張りついており、後鼻漏も確認できました。しかし、本人には自覚はなく、問診の際も後鼻漏を訴えることはありませんでした。

さらに、扁桃には膿栓《のうせん》（喉の奥にたまる悪臭の小さな球状の塊）もたまっていたのです。これは典型的な慢性副鼻腔炎の症状であり、よくよく話を聞いていると風邪をひきやすい、頭痛、肩こり、腰痛といった症状もあるといいます。これでは冷えの症状もあるに違いないと思いたずねたところ「ない」とはっきり答えました。しかし、サーモグラフィーでみると腹部が冷えていたのです。それをＴさんに伝えると、確かにお腹を触るとヒンヤリしているといいます。それが冷えだという認識はなかったようです。

そこで、６スポット療法と併用して温熱療法も行うことになりました。

Ｔさんの場合も週３回のペースで治療を続けていると、徐々に出血が減ってきました。膿栓はくり返し除去したことで出なくなりました。

こうして治療が進むうちにＴさんの体に変化が見られたのです。「私は鈍いので……」と本人が言うように、最初の頃は６スポット療法に対する反応が薄く、あまり手ごたえを感じている様子ではありませんでした。それが、５回目以降からは、鼻をかまなくなった、夜はぐっすり眠れる、お腹がポカポカしている、肩こりがなくなったなど、鼻と喉以外の症状が改善していたといいます。もちろん慢性副鼻腔炎も良くなり、後鼻漏もなくなって頭がすっきりしたと話していました。それ以降、中耳炎にもなっていません。

このように鼻や喉の炎症を抑えると、これらとは関係ないと思われていた不快な症状までもが快方に向かいます。つまり、なかなか治らない症状の原因が、実は鼻や喉の炎症にあったと考えられるのです。

口臭の原因にもなっている〝膿栓〟の除去も6スポット療法の特徴

よく胃が悪いと口臭がきつくなるといいますが、鼻や喉に炎症が続いているときも口臭がきつくなることはあまり知られていません。その原因は、扁桃にできる膿栓や膿性後鼻《のうせいこうび》漏《ろう》にあります。

6つのスポットのうち扁桃に炎症が続いていると、やがて膿がたまり、それが塊となって膿栓ができます。これはほかのスポットには見られない現象で、扁桃の構造が大きく影響しています。扁桃の表面には腺窩《せんか》という小さな孔が多数開いており、じゅうたんのようにデコボコした構造になっています。リンパ組織である扁桃に細菌などが侵入すると、ここが戦場となってリンパ球などの白血球と病原体が戦ったあと、これらの死骸（膿栓）が

口蓋扁桃にある膿栓

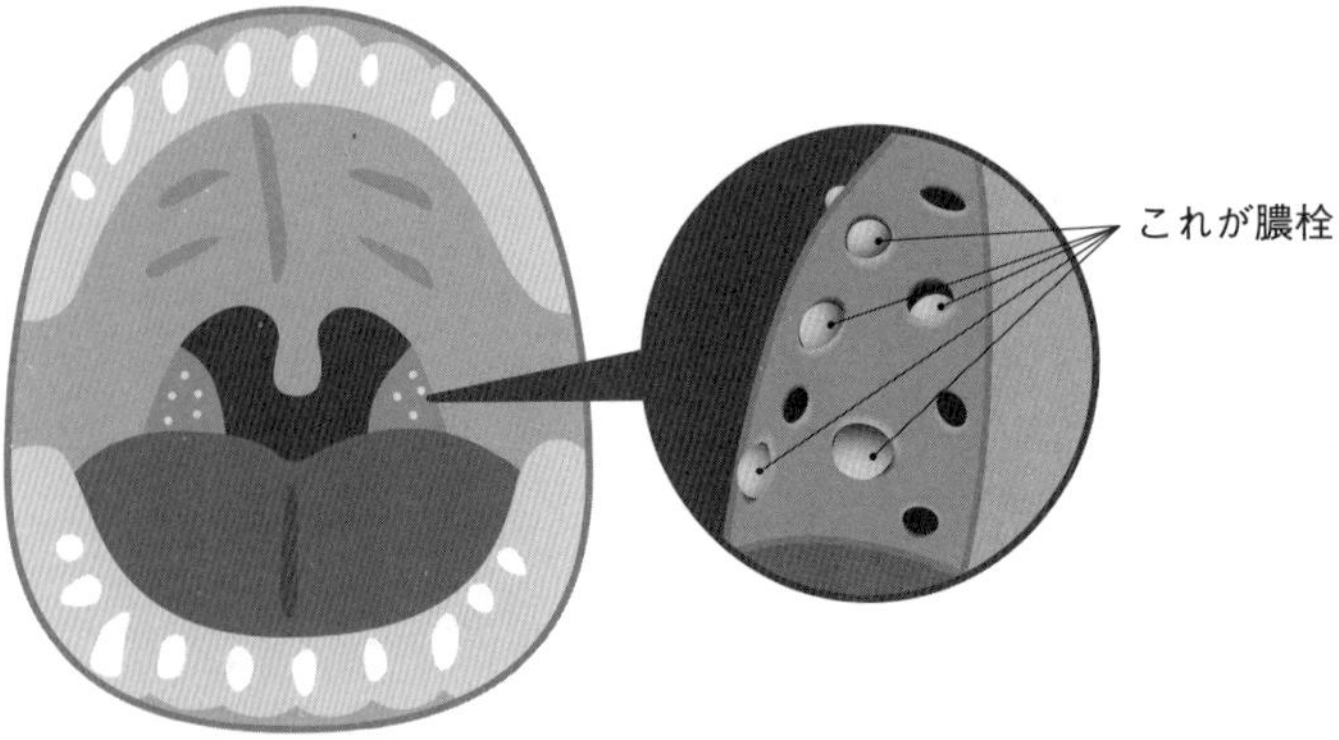

発生します。これが膿となり、通常は唾とともに飲み込んだり、痰となって外に排出されたりします。しかし、扁桃のポケットに炎症が起きると、膿栓ができます。膿栓を嗅いでみると、とてもくさいことから「臭い玉」とも呼ばれ、口臭の原因にもなっています。

　扁桃炎は、疲労やストレスなどから抵抗力が弱まったときに、もともと付着していた雑菌が増えて引き起こされることが多く、この場合は急性のため膿は出ますが膿栓には至りません。しかし、扁桃炎を繰り返し、軽度の炎症が続いているような慢性の扁桃炎になると、膿栓ができやすくなります。また、鼻呼吸をしていれば空気の汚れは取り除かれますが、口呼吸をしていると細菌や汚れが除去されずに直接、扁桃に付着するようになります。それに加えて口呼吸は、口の中が乾きやすいため膿栓を作りやすい環境なのです。さらに、鼻水が喉に多量に流れ落ちる後鼻漏も膿栓ができる原因の一つになっています。

このような理由から扁桃には膿栓ができやすく、最初は白っぽい塊が、長期間たまっているうちに変色し、黄色や緑色、茶色、黒など、だんだんと色が濃くなっていきます。色だけではなく徐々に硬くなり、中には石のように硬い「扁桃結石」になることがあるのです。

たまに、咳やくしゃみをしたときに吐き出され、なにかと思って潰してみると、あまりの臭さに本人も驚いて受診することがあります。さらに膿栓が大きくなると、喉がつまったような違和感を持つようになるため、不安になって受診するケースが少なくありません。

一般的に耳鼻咽喉科の医師は診察の際、膿栓が見え、患者さんが不快な症状を訴えている場合は取り除きますが、扁桃のポケットにつまっている、ひと目では分からない膿栓まで積極的に取ることはほとんどありません。

それを6スポット療法では、できる限り取り除くようにしています。その理由は、膿栓が発熱や痛みの原因になり、膿栓ができるような炎症を繰り返していると、ＩｇＡ腎症や関節リウマチ、掌蹠膿疱症《しょうせきのうほうしょう》などの二次疾患を引き起こす可能性があると報告されているからです。

扁桃のポケットの底にある膿栓は見えませんが、扁桃部分を圧迫していくと表面に出てくることがあります。多くの場合で底にある膿栓は、時間が経つと徐々に表面へと上がってきますが、それができない場合は横に広がっていきます。これには何年も要し、ここまでくる頃には当然、喉のつまりを感じるなどの自覚症状が現れてきます。このようなケースでは、出しても出しても膿栓が出てくる状況が治療のたびに続きますが、膿栓を出し切ったあとは、長年悩まされていた片頭痛が治まり、免疫力が高まって風邪をひかなくなるなど、患者さんはさまざまな効果を実感されています。

6スポット療法が効果を発揮する3つの作用

0・1〜1%の塩化亜鉛溶液をしみこませた綿棒で炎症箇所を擦るだけで、果たしてそれほどいろいろな効果を得られるのかと、おそらく疑問を持たれたのではないでしょうか。しかし、実際には驚くほど症状の改善が見られるのが6スポット療法です。これには、次のような3つの作用が考えられます。

作用①　塩化亜鉛溶液による抗炎症作用

炎症を起こしている粘膜に塗布する塩化亜鉛溶液には、タンパク質を変性させて血管や細胞組織をキュッと引き締める収斂《しゅうれん》作用があります。これは、組織を焼灼《しょうしゃく》（焼く）することで消炎するというものです。また、細菌やウイルスなどを死滅させる殺菌作用もあり、市販されている薬用口腔剤にも口臭予防として含まれている場合があります。このような塩化亜鉛溶液の作用によって病原体が取り除かれ、炎症も抑えられると考えられています。

実際に6スポット療法を行うと、ひどい炎症でブヨブヨしていた粘膜が引き締まり、生まれ変わるような変化が見られます。塩化亜鉛溶液を安全に、なおかつ効果をもたらす濃度にまで薄めて使用することで抗炎症作用がもたらされています。

作用②　出血による毒素の排出作用

炎症が起きている場所は、血流が停滞（うっ血状態）しています。そのため、粘膜には病原体や炎症を誘発する物質をはじめ、老廃物がたまりやすくなっています。このような状態にある場所に6スポット療法を行うと、ほとんどの場合で出血が見られます。

炎症が起きていない正常な粘膜は、骨や軟骨を覆っているために触ると硬い感触があり、綿棒で擦っても粘膜にハリがあり、出血することはほとんどありません。ところが炎症を起こしている粘膜は腫れて厚みがあり、ブヨブヨしているために軟らかい感触です。この状態で擦ると、炎症によってただれた粘膜が取れて出血するのです。

つまり、出血するということは、そこに老廃物などの毒素がたまっており、それが排出されていることを示す証拠といえるでしょう。これは、一種の瀉血《しゃけつ》作用ではないかと考えられます。

瀉血とは血液を排出することをいいますが、血流の滞っている部分から毒素を排出することで流れを良くしていると思われます。例えば、うっ血している部分の血をヒルが吸うことで血流を良くするという民間療法があるほどです。したがって、炎症がひどいほど患者さんは痛みを強く感じ、出血量も多くなります。中にはちょっと綿棒が触れただけで、飛び上がるほどに痛みを感じる患者さんもいます。先に説明したように炎症は、体内で白血球と病原体が戦いを繰り広げ、それによって傷ついた組織を修復するための反応です。このプロセスを6スポット療法によって早め、粘膜の再生を促しているともいえるでしょう。

作用③　自律神経を刺激する作用

鼻腔や咽頭の粘膜にも自律神経は張り巡らされており、交感神経が優位になると粘膜の血管は収縮し、鼻水の分泌は抑制されます。逆に、副交感神経が優位になると血管は拡張し、鼻水の分泌は増加します。そのため、鼻の粘膜の血管が拡張すると粘膜が腫れ、空気の通り道が狭くなって鼻づまりを起こしやすくなります。さらに、鼻水の分泌が増加するため、かんでもかんでも鼻水が出るようになります。

体内では通常、交感神経が優位に働いていることが多く、これによって冷え症や不眠症などの症状が生じることから、副交感神経が優位なほうが良いように思われがちです。しかし、どちらか一方が優位になる状態は、体にとって好ましいことではありません。

６スポット療法は鼻の粘膜を擦過することで自律神経を刺激し、活性化させています。これにより交感神経と副交感神経のバランスが整い、免疫も正常に機能するようになって炎症が抑えられ、鼻づまりや鼻水が治まると思われます。

このように３つの作用が相まって、関連する臓器や組織にも影響を及ぼし、症状の改善を促しています。

Bスポット療法を発展させた治療法「6スポット療法」

6スポット療法は50年ほど前に私の父（田井宜光《たのいよしみつ》）が考案したものですが、これにはベースとなっている「Bスポット療法」という治療法があります。

Bスポット療法は、鼻咽腔（上咽頭）の炎症がさまざまな病気の火種になっていることを発見された、東京医科歯科大学名誉教授の堀口申作先生によって考案されました。先生は、1％に薄めた塩化亜鉛溶液を鼻咽腔に塗布する方法を確立し、「鼻咽腔」のイニシャルから「Bスポット療法」と名づけられました。そもそも堀口先生がなぜ鼻咽腔の炎症に気づいたかというと、先生自身が子どもの頃から体が弱く、よく風邪をひいては寝込んでいたことに起因します。先生の虚弱体質は東京大学医学部に通うようになっても変わらなかったことから、「風邪の治療に取り組みたい」と考えるようになり耳鼻咽喉科を専攻したそうです。普通なら内科を選ぶところですが、先生の場合は風邪をひくと喉がイガイガするなど鼻や喉の症状に悩まされていたことで耳鼻咽喉科を選択したということでした。

その後、大学病院の医局に勤めるようになりますが、相変わらず風邪をよくひいていました。そんなある日、喉がイガイガして違和感に悩まされていることを先輩に相談したところ、「その部分に炎症が起きるからだ」と説明を受けました。そして、喉の炎症を鎮めるには塩化亜鉛溶液が効くといわれ、試しに喉頭注入器で喉に噴射してもらったのです。すると、あまりの痛さに飛び上がるほどでしたが、この刺激に「ここだ！」と手ごたえを感じたといいます。この経験から、多くの人に試してみたいと思うようになり、風邪をひいている人を探しては実験台になってもらいました。そんななか、お正月に帰省した際、3歳になる甥っ子が風邪をひき、40度近い高熱を出して苦しんでいるのを目の当たりにしました。これはチャンスという気持ちと、甥っ子をなんとか楽にしてあげたいという思いから彼の喉に塩化亜鉛溶液を噴射しようとしました。しかし喉頭注入器がなかったため、手元にあった咽頭綿棒にしみこませて塗布したところ体調が良くなったのです。

こうして、綿棒で治療するBスポット療法が誕生しました。

それ以来、堀口先生は、なかなか体調が良くならず苦しんでいる多くの患者さんの病気をBスポット療法で治してきましたが、専門家たちは懐疑的で、学会でもエビデンスがないとして取り上げられることはありませんでした。それでも堀口先生はBスポット療法をライフワークとし、亡くなるまでの60年近くも治療を続けていたのです。この堀口先生の治療法は、現在「上咽頭擦過治療」（ＥＡＴ：Epipharyngeal Abrasive Therapy）という名称に生まれ変わって全国の耳鼻咽喉科医に広がりつつあります。

実は、私の父もその一人でした。父は東京医科歯科大学耳鼻咽喉科で堀口先生の治療を目の当たりにし、その効果は十分に認識していました。ですから独立したあとも当然のこととして、Bスポット療法を行っていたのです。ところが、Bスポットである鼻咽腔の治療だけでは、どうしても良くならない患者さんが現れたそうです。そこで、鼻咽腔だけではなく、塩化亜鉛溶液を塗布する範囲をもっと広げてみようと思い立ちました。とはいえ闇雲に塗布したのでは、患者さんに負担をかけてしまいますので、頭痛がひどい場合はその痛みがあるほうの鼻の粘膜に塩化亜鉛溶液を塗布してはどうかと考えて試したそうです。すると、患者さんが「そこ！」と、痛がりながらも頷いていたというのです。

患者さんの話では、「痛いけれど、その刺激が頭痛のする場所に響くので、ツボにはまった感じで効いているようだ」ということでした。また、「鼻を触られているのに首に響く」と言う患者さんもおり、父は治療をしていて手ごたえを得たといいます。

こうして、患者さんの訴える症状に合わせて塗布する場所を探っていくうちに、6つのスポットとそれに対応する症状が明らかになってきたことで、堀口先生のBスポット療法にあやかって「6スポット療法」と名づけて治療するようになりました。

6つのスポットを治療するにあたって、それぞれの場所に適した器具が必要となり改良を重ねてオリジナルを作りました（77ページ参照）。

私も子どもの頃には、父から6スポット療法をよく受けていたものです。とても痛く感じるときもあれば、痛いけれども気持ち良いときもあるなど、自分の体の状態によって感じ方は違いますが、治療後はすっきりして体調が良くなるのは確かでした。ですから私も自然と父のあとを継いで6スポット療法を広めていきたいと思い、同じ道に進みました。

効果の現れ方は人それぞれ

6スポット療法はあまり知られていませんが50年以上、Bスポット療法に至ってはさらに長い歴史があります。怪しげな治療であるなら当然、淘汰されていたはずですが、両者ともに現在まで受け継がれてきたのは、患者さんたちに改善効果が見られたからにほかなりません。それにもかかわらず認知度は低く、歴史が長い割には広まっていないのはどうしてなのでしょう。

いちばんの理由は、痛みを伴う治療だからではないかと私は感じています。慣れるまでの間は軽く擦るようにしていますが、痛みの感じ方は人によって異なり、痛くて我慢できないという患者さんがいる一方、イタ気持ちいいと感じる患者さんがいます。ただし最初は痛がっていても治療を続けるにつれ症状の改善を実感し、もっと強く擦ってほしいという患者さんもいます。

しかし、治療をした患者さんを見ていると、痛みが強い人ほど炎症の程度も重症で、慢性化している期間が長い傾向にあります。また、痛くても炎症を起こしている部分は少し強めに擦って出血させたほうが、その後の回復が早くなります。患者さんはつらい症状を早く取り除いてほしいという気持ちが強く、どうしても即効性を求めてしまいますが、効果の出方は人それぞれです。通院の回数や間隔によっても違ってきます。多くの患者さんを治療してきて言えるのは、６スポット療法はあまり間隔を空けずに続けて治療することで高い効果が期待できることです。なぜなら次の治療まで間が空いてしまうと、元の状態に戻ってしまうからです。炎症が慢性化していると、中には粘膜が瘢痕《はんこん》化して硬くなり、気道を狭めているケースが見られます。このような状態では周辺の血行が悪くなっています。これを６スポット療法でほぐしていくわけですが、せっかく軟らかくして血行が改善してきたところで間が空いてしまうと、また粘膜の血行が悪くなり硬くなってしまいます。

心身が安定する呼吸

息を鼻から吸って口から吐く

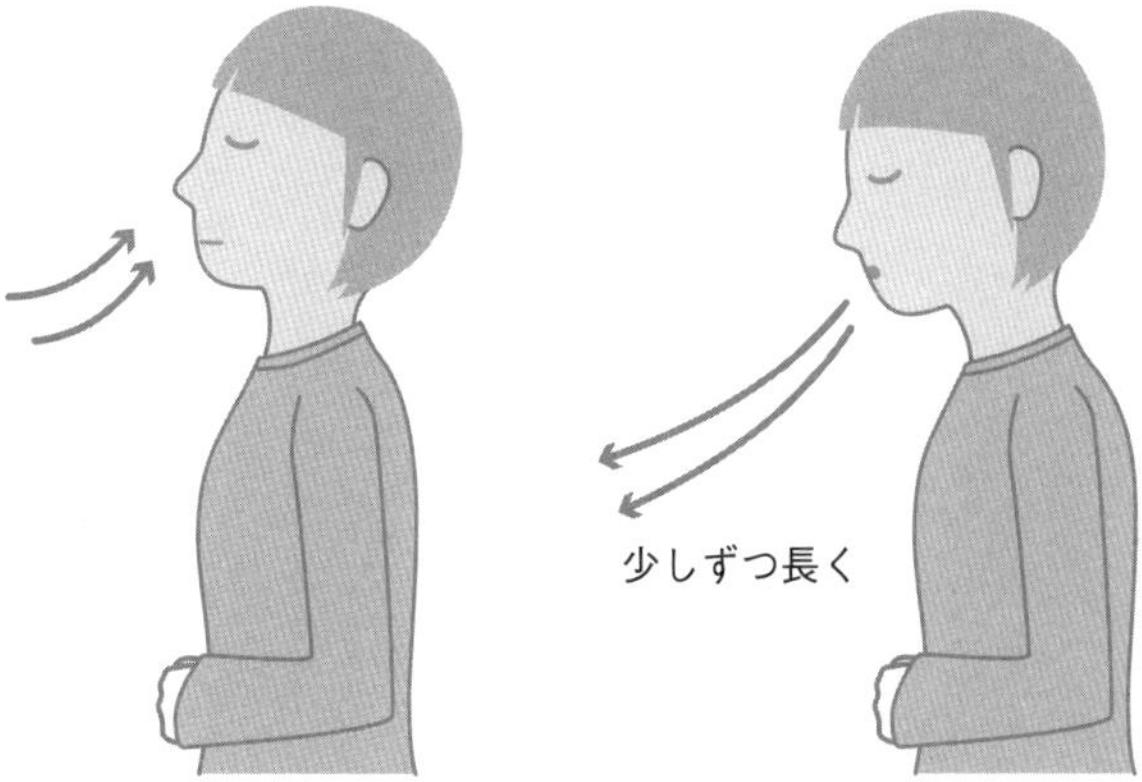

早く治すには、軟らかくなっているうちに治療を続けることが大切です。出血した血液は毒素ともいえるものであり、悪いものを出し切れば回復が早まります。回を重ねるうちに出血はしなくなりますので、治ってきているサインともいえます。そのため月に１回の割合で１年間通院するより、週２、３回の割合で１〜２カ月間通うほうがより効果は高まります。

また、痛みだけではなく、喉の治療になると「ゲッ」とえずくことがあります。これも患者さんには、つらいのかもしれません。鼻や喉に異物が入ると体は反射的に咳やくしゃみをして吐き出します。喉に綿棒を入れると、えずくのは自然な反応です。これは、私の経験からいうと、緊張しているときに出やすい反応なのです。緊張すると体に力が入り、怖いと思うと余計に筋肉が硬くなるために反射が起こりやすくなります。ですからリラックスして全身の力を抜くと、えずきにくくなります。

6スポット療法をスムーズに受けるコツは、治療中の呼吸にあります。息を吸うときは必ず鼻からゆっくりと、そして息を吐くときは鼻でも口でもいいですから一気にではなく少しずつ長く吐くようにします。そうすると、副交感神経が働いてリラックス状態となり、体の力が抜けていきます。

６スポット療法の疑問にお答えします

質問1

健康保険証は使えますか。

答え

保険診療ですので、１〜３割の自己負担で治療を受けられます。

質問2

１回の治療にはどのくらいかかりますか。

答え

患者さんによって違いますが、およそ１〜３分です。
なお、治療は座った状態で行います。

質問3

どんな症状に効果がありますか。

答え

鼻や喉、耳の症状のほか、表のようなさまざまな症状に改善がみられます。

鼻	鼻水がよく出る、鼻づまり、くしゃみが多い、鼻がかゆい、鼻声、後鼻漏、いつも鼻をすすっている、焦げたような臭いがする、匂いがしない、鼻がくさい
喉	喉の痛み、喉がつまった感じがする、喉がヒリヒリする、喉がイガイガする、喉の異物感、喉がかゆい、痰がからむ、喉に痰がへばりつく、声が出しにくい、咳が止まらない、咳払いが多い
耳	耳痛、耳だれ、耳のつまり、耳鳴り、耳の奥がかゆい
その他	頬の痛み、前頭部痛、側頭部痛、こめかみ痛、後頭部痛、首の痛み、肩こり、めまい、いびき、口臭、にきび

質問４

効果が期待できる病名を教えてください。

答え

耳鼻咽喉科で治療する疾患のほかに、症状が軽減する病気があります。

	病名
耳鼻咽喉科関連	慢性副鼻腔炎、アレルギー性鼻炎、中耳炎、耳管機能不全、耳鳴り、急性／習慣性扁桃炎、咽頭炎、咽喉頭異常感、メニエール病（めまい）、顔面神経麻痺（急性期／数年経過したもの）
呼吸器科関連	喘息、咳喘息
皮膚科関連	アトピー性皮膚炎、食物アレルギー、掌蹠膿疱症
内科関連	慢性疲労症候群、ＩｇＡ腎症、頭痛、関節リウマチ、不定愁訴（めまい、立ちくらみ、倦怠感、気分の落ち込み）
その他	起立性調節障害、うつ病、てんかん、不眠症、夜泣き、生理不順

質問5

どのくらいの頻度で通院したらいいですか。

答え

治療の初期は、できるだけ間を空けずに通院することをお勧めしています。前日に出血があっても翌日の治療は可能ですし、炎症を抑えるには、治療による出血が多い方ほど連日治療したほうが効果的です。

一般的には、週2、3回から始めて、良くなってきたら徐々に間隔を空けていきましょう。

回復過程においても、風邪をひいたり、天候に左右されたり、ストレスがあったりすると、体の状態には波があります。炎症や症状の度合いによって通院の頻度を増減してください。

質問6

何歳から何歳まで治療を受けられますか。

答え

年齢制限はありません。生後すぐから高齢者まで治療可能です。

例えば0歳の子は、夜泣きがひどくて眠れない、鼻づまりで眠れないことが多いのですが、鼻や喉を治療すると寝つきが良くなり、ご家族は安心されます。

お子さんのうちから鼻を良い状態に保つことは、鼻・喉が原因の病気を防ぐだけでなく、将来の顔立ち、また、性格形成にも関わってくるのではないかと私は考えます。

ほかの病気と同じく、できるだけ早期に治療することをお勧めします。

質問7

治療のためにどんな検査をしますか。

答え

鼻と喉の炎症を調べるために、内視鏡検査、画像検査（Ｘ線・ＣＴ）、血液検査を行います。

質問8

妊娠中や生理中でも6スポット療法を受けられますか。

答え

6スポット療法には全身的な副作用はないため、妊娠中、授乳中、妊活中、生理中でも受けることができます。

質問9

長く症状が続いた慢性の状態でも、効果はありますか。

答え

慢性の状態が長くても、効果がないわけではありません。長く苦しんでいた症状がすぐに改善した方もいます。もちろん効果の感じ方は人それぞれですので、改善を実感するまで数日から数カ月、数年かかる方もいます。

アレルギー体質の方（アレルギー性鼻炎など）は、効果を感じながらも完治までの期間は長い印象です。さらに、炎症を起こす原因でもあるストレスがたまっている方、慢性疲労症候群のような全身に疲労を感じている方も完治しにくいので、根気よく治療を続けてください。

完治しないまでも「いつの間にか治療前よりは良くなった」「治療していたほうが体調がいい」と定期的に通院する方も多くいます。

質問10

持病がありますが6スポット療法を受けられますか。

答え

受けられます。安心して受診してください。

質問11

血が出るということですが、治療後に食事や運転をしてもいいですか。

答え

治療直後から、食事をしても水を飲んでもかまいません。運転も問題ありません。

質問12

服用している薬があるのですが、６スポット療法を受けても大丈夫ですか。

答え

通常、通院や薬の服用を継続しながらの治療が可能です。

治療により出血する場合、血液をさらさらにするような抗凝固薬を飲んでいると血が止まりにくいことはありますが、炎症が治まってくると出血しなくなってきます。

ほかの医療機関を受診している場合は、かかりつけ医の指示に従ってください。

質問13

通院中、食べてはいけないものや、熱いお風呂など、してはいけないことはありますか。

答え

特に禁止事項はありません。普段どおりの生活ができます。

質問14

後遺症が出ることはありますか。出るとしたらどんな症状ですか。

答え

後遺症といえるような、あとあとまで続く症状が発生したことは今までにはありません。

しみる薬剤で炎症のある部位を擦過しますので、ある程度は痛みますし、出血することもあります。数日続く場合もあるものの、当初ほどの出血や痛みではなくなっていきます。

治療すれば良くなることが分かっていて「痛くてもいいのでもっとやってほしい」という方もいます。狭いところ、炎症で硬くなっているところを触るのは確かに痛みを伴いますが、痛みを乗り越えたところにすっきり感が待っているかもしれません。

綿棒や器具を狭い鼻や喉に入れるので、処置中の急な動きに対応できず必要以上に痛むことがあります。なるべく力を抜き、体をゆったり椅子にまかせてください。

ただし、治療後の数日にわたって37〜39度の熱が出る方もいます。触ることで一時的に炎症がひどくなり発熱するのですが、これは治るための反応ともいえます。このような発熱は、数回治療すれば、ほとんどなくなります。

質問15

田井先生の病院まで遠いのですが、ほかに6スポット療法を受けられるところはありませんか。

答え

6スポット療法を採用している医者はほかにいないため、当院しか受けられません。

質問16

EAT治療（上咽頭擦過治療：Bスポット療法）とはどこが違いますか。

答え

EAT治療を導入している医療機関は、数年前まで、当院を含めて全国でも数カ所のみでした。宮城県仙台市でクリニックを開業する腎臓内科医の堀田修先生が日本病巣疾患研究会を立ち上げてから認知度が全国に広がり、ＥＡＴ治療を行う医療機関がかなり増えました。

ＥＡＴ治療も６スポット療法も、塩化亜鉛溶液の薬剤を使って綿棒で擦過治療を行うことは同じです。

鼻に綿棒を使う場合、喉に綿棒を使う場合、鼻と喉の両方に綿棒を使う場合と医療機関によって違うようですがＥＡＴ治療では、上咽頭の治療をします。

６スポット療法では①鼻粘膜全体、②耳管咽頭口、③蝶篩陥凹、④鼻咽頭、⑤扁桃、⑥喉頭と、耳鼻科だからできる６カ所の処置をします。

症状に合わせて重要な場所はじっくり治療しますが、基本的に１回に６カ所すべてを処置することで、相乗効果、治癒率向上、再発防止につながると考えます。

質問17

なぜ6カ所なのですか。6カ所はどうやって探したのですか。

答え

私の父は、Bスポット療法を提唱した堀口申作先生のもとで研究していたのですが、診療しているうちにどうしてもBスポットが症状と一致しない場合があると気づき、綿棒で触る範囲を広げていったのです。

6スポットはすべて、患者さんが教えてくれた場所です。

「違う、そこじゃない」「もうちょっと奥」「そこです、そこが痛いところです」「先日ここを治療してもらったら、こんなふうに良くなりました」などと……。

同じような症状を訴える方がいれば、同じような場所を綿棒で触ってみて効果を確かめます。

一人ひとり鼻の構造が違いますし、症状により炎症の場所が違うので、それぞれにやり方を変えています。

未知の領域でもありますから、文字どおり手探りです。でも再現性もあり、想像した以上の効果を得られることがあります。

私自身は父に教わり治療に携わって10年になりますが、いまだにびっくりするような効果が表れます。

質問18

痛いのは嫌なので、麻酔を使いたいのですが。

答え

ご希望の方にはキシロカインスプレーで麻酔を行います。キシロカインアレルギーがなければ使えます。ある程度、治療による痛みや、えずきを抑えられるでしょう。

質問19

扁桃に膿栓がたまらないようにするにはどうしたらいいですか。

答え

まずは鼻の炎症をとることです。

50代の男性で、疲れるとだるくなり、扁桃炎を繰り返す方がいました。大きな膿栓を除去するとだるさが解消されるのですが、ずっとその繰り返しでは大変です。鼻づまりも後鼻漏もひどかったので、両側の鼻のポリープの手術をしたところ、扁桃膿栓が劇的に減りました。いびきはあるものの、扁桃自体の大きさも縮小し、以前ほど扁桃に膿栓がたまらなくなっています。鼻の炎症がなくなったからこそ、扁桃の炎症が治まり、膿栓が減ったと考えられます。

また口腔内の環境も影響します。歯肉炎や歯槽膿漏といった歯科領域の炎症も、扁桃に膿栓がたまりやすくなる原因です。普段から舌磨き（奥のほうからしっかり磨く）を習慣にして塩水でうがいし、口腔内の環境を弱アルカリ性にしましょう。

質問20

アレルギー体質や後鼻漏を治すにはどうしたらいいですか。

答え

体の不調は生活習慣に起因することが多いものです。アレルギー体質などの改善には、生活習慣の改善を心がけましょう。生活習慣を正すと、体温が上がり、腸内環境が正常化し、睡眠の質が向上し、心身のバランスが整うなど、体調が良くなって炎症のリスクが減ります。これにより体の不調も解消、軽減されるのです。具体的な改善方法は第６章で説明しています。

第5章

「6スポット療法」で
体の不調が改善した14の症例

炎症が慢性化すると全身に影響が及ぶ

炎症は本来、体を守る防御反応です。そのため炎症が起きているということは、免疫機能が正常に働いているともいえます。しかし慢性化し、炎症と修復を繰り返していると、組織の線維化によって硬くなり、次第に柔軟性が失われ、厚く腫れます。鼻であれば気道が狭くなるなど臓器や器官の本来の機能が低下する事態を招きます。

ところが問題は、炎症が鼻や喉だけにとどまらず、炎症反応で生じた発痛物質であるヒスタミンや炎症性サイトカインなどによって血管や血液を介して全身に拡散していくことです。特に炎症を促進する炎症性サイトカインが過剰に放出されると、がん、心臓病、動脈硬化、花粉症、関節リウマチ、糖尿病、さらに老化やアルツハイマー病などの原因になることが分かっています。

サイトカインは細胞同士の情報伝達を担っており、免疫に関わっているマクロファージやリンパ球などの細胞から、数種類のサイトカインが放出されています。そしてサイトカインには炎症を促進する炎症性サイトカインと、炎症を抑制する抗炎症性サイトカインがあり、両者のバランスが取れていれば免疫は正常に働き、炎症も治まって健康が保たれます。例えるなら、慢性的な炎症が体内で起きている小火《ぼや》だとすると、炎症性サイトカインは小火の勢いを強めることで、周りにこの状態を知らせます。これにより抗炎症性サイトカインによって沈静化されるということです。

しかし、炎症性サイトカインを放出し続けていると、余分な炎症性サイトカインが血流に乗って全身を巡り、行き着いた先の臓器でも炎症を起こしたり、血管そのものを傷つけて動脈硬化を引き起こしたりするなどのダメージを与えます。例えば、マクロファージから分泌されるＴＮＦ－αという炎症性サイトカインは、膵臓や筋肉などでインスリン抵抗性を誘導し、糖尿病の原因になります。

これとは逆に、炎症が治まっているにもかかわらず、必要以上に抗炎症性サイトカインを出し続けていると、今度は免疫が抑制されて感染症を起こしやすくなります。ただ、抗炎症性サイトカインが過剰に増え続けることは、滅多にないといわれています。したがって、鼻や喉の炎症が、たとえ軽いものであっても慢性化してしまうと、その影響はほかの臓器にまで及ぶことがあります。ですから飛び火した先の臓器を治療していても、根本原因が鼻や喉にある場合は症状がなかなか改善しないというわけです。

そこで、鼻や喉の慢性的な炎症を６スポット療法で改善することは、ほかの臓器を守ることにもつながります。実際に、6スポット療法が多くの症状に効果を発揮する理由を説明しながら、改善した症例を紹介しましょう。

自律神経が整い胃腸障害や不《ふ》定《てい》愁《しゅう》訴《そ》が改善する

炎症性サイトカインは免疫系ですが、その働きには自律神経が深く関わっています。交感神経と副交感神経は、真逆の働きをしていますので通り道が異なります。交感神経は脊髄（背骨の中）に沿って下に伸びているのに対し、副交感神経は第10番目の脳神経である迷走神経に含まれています。迷走神経は、頸部、胸部、腹部の内臓など広く分布しており、その様子はまるで迷走しているように見えることからこの名がついたといわれています。主な作用は、咽頭《いんとう》・喉頭《こうとう》の粘膜・嚥下《えんげ》・気管・食道・胃・小腸などの運動促進と、消化液の分泌促進、心拍数抑制などがあります。

6スポット療法は、この迷走神経を刺激することで炎症性サイトカインの過剰な放出を抑制していると考えられます。しかし、鼻づまりや鼻水などは、副交感神経の活動が高まって生じる症状とされているので、副交感神経を刺激する６スポット療法は逆効果となり、交感神経の働きを優位にすることが症状の抑制につながると考えるのが普通です。ところが、鼻腔や咽頭などの６スポットに塩化亜鉛溶液を塗布することで、鼻や喉の血管が収縮して炎症が抑えられます。さらに、患部を擦過し刺激を与えることで迷走神経の末端からは、アセチルコリンという神経伝達物質が放出されるようになります。アセチルコリンは、心臓の心拍を落ち着かせ筋肉の緊張を解き、血管を拡張して血流を良くする働きがあります。また、唾液や消化液の分泌を促進して胃腸の働きも活発にします。鼻や喉は炎症によって静脈血の流れが停滞（うっ血）しているため、毒素がたまり全身の血流を悪くしています。ですからアセチルコリンを放出することで全身の血流が良くなるうえ、リンパ球の受容体にアセチルコリンが結合し炎症性サイトカインの放出が抑制されます。こうして自律神経のバランスが整い、その支配を受けている胃腸の働きが活発になった結果、下痢や便秘が改善することがあります。また、自律神経の働きは多岐にわたるため、その支配下にある臓器や器官の機能を正常化することで不定愁訴も改善します。

症例1　めまい、耳鳴り

治療重点箇所：第1スポット・鼻粘膜全体　第2スポット・耳管咽頭口　第4スポット・鼻咽頭　第5スポット・扁桃

Yさん（55歳女性）は2年前から耳鳴り、半年前からめまいを感じるようになりました。耳鳴りは左右の耳に起こっており、低気圧で天気が悪いと左耳が特にひどく、ゴーやドクドクという音が鳴るだけでなく、低音が聞こえづらくなっていました。また、耳鳴りがすると首がパンパンに張るそうです。めまいは、グラグラと横に揺れているようだと訴えていました。この状態では日常生活に支障をきたすため、近隣の耳鼻咽喉科を受診し、しばらく内服薬を飲んでいました。しかし、一向に症状の改善が見られないことにだんだん不安を感じるようになったYさんは、大学病院へも通い精密検査を受けました。そこで、左の内リンパ水腫と診断されました。

内リンパ水腫とは、文字通り内耳に必要以上にリンパ液がたまって水腫になる病気で、Yさんが訴えているすべての症状が当てはまります。この病気は、主にリンパ液を減らす薬や漢方薬を飲んで対処します。また水腫がひどくなるとリンパ液を抜くといった対症療法がとられ、場合によっては手術を行うこともあります。

Yさんも大学病院で処方された薬を服用していましたが良くならず、医療機関を次々と受診していました。

そんな状況を見かねたYさんの友人の紹介で、当院に来られたのです。

ファイバースコープで鼻の中を見ると、左右ともに炎症があり、特に左鼻粘膜から耳管咽頭口付近と鼻咽腔にかけて重度の炎症があり、扁桃には膿栓《のうせん》がありました。実際に、綿棒で炎症部位を擦っていくと、かなりの出血があり、膿栓がだいぶたまっていました。この状態では次の治療まで間隔を空けると元に戻ってしまう可能性が高いと判断し、週に2、3回は通っていただくことにしたのです。すると、6回目の治療でようやく炎症が落ち着き鼻の通りが良くなりました。

また、それに伴って左右の耳鳴りもピーという音がするだけになったそうです。しかし、めまいはまだ起きているということでした。それでも、治療を続けるうちに薄紙を剥ぐようにに少しずつ症状は治まっていき、2カ月後には朝起きたときのふらつきがなく、台風や雨の日などの低気圧の日でも影響はありませんでした。首の張りも気にならなくなったといいます。

現在も週1回のペースで来院されていますが、初診時とは比較にならないほどYさんの状態は良くなっており、薬の服用はなくなりました。

症例2　起立性調節障害

治療箇所：第1スポット・鼻粘膜全体　第2スポット・耳管咽頭口
第3スポット・蝶篩陥凹　第4スポット・鼻咽頭
第5スポット・扁桃　第6スポット・喉頭

Nさん（14歳女性）は、3カ月前からめまいと頭痛がひどく、学校にも行けない状態が続いていました。そのため、総合病院の頭痛外来に通院し、数種類の薬と漢方薬を処方されていました。特に漢方薬が合っていたようで、常時保健室にいるときもありますが、ほとんどの日で2時間目から4時間目までの授業には出席できるようになったといいます。

ところが、1カ月前から今度は体がだるくなり、午前中は血圧が下がって朝は起きられなくなりました。また、食欲不振、便秘、肩こり、不眠などの症状が現れ、学校に行けなくなったのです。ここまで複数の症状が出てくるのは、ストレスによる心因性のものと担当医から言われたそうです。これは、両親にとってもショックなことです。学校でいじめに遭っているのではないか、自分たちに悪いところがあるのではないかと思い悩みました。

そのため、最初は心療内科の医師である私の母の診察を受け、起立性調節障害と診断されました。またNさんの症状は、鼻がつまり鼻水や咳、痰が出るほか、喉になにかがつかえているような違和感を覚え、いびきをかくようになったといいます。これらの症状から母は鼻にも原因があるのではないかと考え、私が診察することになりました。

実際に鼻の中をファイバースコープで見ると、後鼻漏《こうびろう》がひどい状態でした。早速、6スポット療法を行いましたが、最初は第1スポットの鼻腔を軽く擦っただけでも出血があり、炎症部分が見た目よりもブヨブヨしていることが分かりました。この状態では症状が改善するまでに時間がかかると感じ、根気よく通院してくれるかと心配になったほどでした。けれども、その心配は不要でした。Nさんは次も来院され「治療した当日はよく眠れ、すっきりとした気持ちで朝を迎えられた」と話してくれました。

まだ鼻づまりはあり、サーモグラフィーでは、体がかなり冷えていることが分かりましたので、3回目の治療からは温熱療法も併用することにしました。すると、鼻の炎症が落ち着いてきたほか、めまいがしても動き始めると治ってくるというように、全身の状態がかなり改善してきたのです。このまま6スポット療法と温熱療法を続けていけば、さらに良くなると確信が持てました。

ところが、改善の兆しが見えたことで油断したNさんは、月1回しか来院しなくなったのです。案の定、その間に症状はぶり返し、1カ月後に来られたときには胃が痛くて食事がとれない、気持ちが悪くて吐くギリギリの状態などと、新たな症状を訴えるようになっていました。相変わらず朝はめまいでフラフラするともいいます。またＮさんは３週間後の修学旅行は諦めようと思っていると寂しそうに話しました。そこで、この３週間は週に３回通い、集中して治療を行うことを提案しました。６スポット療法は、集中的に治療を行うほど効果が現れやすく、特にＮさんのように若い方は新陳代謝が良いだけに回復が早まると思ったからです。

こうして集中的に治療を行うようになると、もちろん内服薬も処方していましたが、胃の痛みは治まって食欲が戻り、食べることで鼻や喉の粘膜にも栄養が届くようになったので修復が早まりました。さらに、めまいも治まってフラフラしなくなっていました。

これなら修学旅行にも行けるのではないかと、心療内科の母と相談してＮさんには修学旅行に参加することを勧めました。そして、無事に修学旅行に行けたのです。飛行機に乗っても体調を崩すことはなく、旅行中に頭痛やめまいも出なかったと、嬉しそうに話していました。

Ｎさんの抱えていた症状は、ほとんど改善されましたが、ぶり返すことを心配して月１、２回は体調維持のために現在も通院しています。

症例3　潰瘍性大腸炎

治療重点箇所：第1スポット・鼻粘膜全体　第3スポット・蝶篩陥凹　第4スポット・鼻咽頭

Kさん（24歳男性）は、ひどい下痢に悩まされ、大学病院で精密検査を受けた結果、潰瘍性大腸炎と診断されました。

潰瘍性大腸炎は、大腸の粘膜に慢性的な炎症が生じ、口内炎のような潰瘍が一面にできる病気です。発症すると腹痛、下痢、血便（便に血液が混じる）などの症状が現れ、重症の場合は発熱、体重減少、貧血など、全身にさまざまな症状が引き起こされ、日本では難病の一つに指定されています。

Kさんの場合も、血性下痢で1日に40回もトイレに行くほどの状態でした。これでは1日の大半をトイレで過ごすようなものですから落ち着かず、なにもできません。そのため、2年ほど大学病院へ通ったあと、原因である大腸そのものを切除すれば症状はなくなるということで、人工肛門を検討されました。しかし、まだ24歳ですから手術を受けることに抵抗があり、決心がつかずにいました。

そんなとき、Kさんの親戚の方が当院の治療で胃腸の調子が良くなったので、「治療を受けてみてはどうか」と勧められて来院されました。最初は、消化器の病気なのに耳鼻咽喉科にかかることに疑問を持たれたKさんですが、鼻の中が狭くなっており、かなり腫れていることを指摘すると、確かに鼻の調子が悪いと話していました。鼻より重症な病気を抱えていたため、意識が向いていなかったそうです。

6スポット療法を行うと、かなりの出血が見られました。あまりの出血量に本人も不安を覚えたようですが、すぐに出血は止まり、同時に鼻がすっきりして呼吸がしやすくなったといいます。さらに、この1回の6スポット療法でトイレに行く回数が1日20回と、半分に減ったことに驚いていました。難病ですから治ることは望めませんが、つらい症状が軽減されることを期待して週5回のペースで来院されました。6スポット療法を行うたびに出血があり、さすがに「また出血している」と私も驚くほどでした。

Kさんは大腸の病気ですから食べても栄養を十分に吸収できない状態にあり、実際に高身長ですがやせ細っており、全身の機能が低下していることは明らかでした。ですから体内の老廃物などの毒素も蓄積し、それがうっ血している鼻や喉から出血とともに排出されていたと考えられます。しかし、治療を進めるうちに出血量とトイレの回数が減ってきたそうです。そして、1年半後には便意が1日3、4回にまで改善し、下痢の便に血液が混じることはなくなってきたのです。

もちろん、大学病院にも通院して専門医の治療を受けていますので、その治療との相乗効果によるものだと思われます。ただ、Ｋさんの話では、大学病院の先生も「信じられない」と回復ぶりに驚いており、人工肛門の話も出なくなったそうです。

その後、Ｋさんは食欲が回復し、しっかり食べられるようになったことで栄養が身につき、体重がだんだん増えてきました。これにより体力がつき、就職をして関西に移られました。

それでも、潰瘍性大腸炎は難病ですから予断は許されず、この状態をキープするために年に1、2回は来院され、6スポット療法を受け続けています。

症例4　過敏性腸症候群

治療重点箇所：第1スポット・鼻粘膜全体　第3スポット・蝶篩陥凹
第4スポット・鼻咽頭

小学5年生のときに下痢がひどく、なかなか改善しないために大学病院を受診したFさん（女性）は、検査をしても異常が認められなかったことでストレスによる過敏性腸症候群と診断されました。

過敏性腸症候群とは、検査を行っても炎症や潰瘍といった器質的な疾患が認められないにもかかわらず、下痢や便秘、腹痛、腹部膨満感などが持続して起こる症状をいいます。命に関わる病気ではありませんが、不快な症状が続くことで生活の質（ＱＯＬ）を低下させます。

Ｆさんの場合も、どんなに食べてもすぐに排泄されてしまうため、かなり痩せており、それを心配したお母さんに連れられて当院の小児科を受診しました。このときＦさんは中学１年生になっていました。ストレスがあると、多くの場合で鼻に炎症が起きていたり腫れていたりすることから、念のためレントゲンを撮ってみると、やはり鼻腔が腫れて気道が狭くなっていたので私が治療することになりました。早速、診察すると、鼻の粘膜がかなり腫れていてブヨブヨしているのが見ても分かるほどでした。しかし、Ｆさんには鼻がつまっているという自覚はありませんでした。ですから鼻の状態を説明し、６スポット療法を行うことにしました。まだ中学生ですので、最初は軽く粘膜を擦って様子をみたところ、緊張から鼻がより狭くなり、綿棒が先に進めなくなったのです。そこで、ゆっくりと呼吸するように話し呼吸に意識を向けてもらううちに、Ｆさんはリラックスしてきて綿棒が奥まで通り治療できました。

それ以来、嫌がることなく毎日通院し、回を重ねるごとにお腹の調子が良くなってきたため、治療の間隔を徐々に長くしていきました。それでも下痢はぶり返すことはなく、食べたものがしっかり栄養として吸収されるようになりました。そして、1年半後にはすっかり健康を取り戻し、現在は来院されていません。

免疫力が高まり風邪をひきにくくなる

自律神経のバランスが整うと、免疫系が活性化するというメリットがあります。

免疫を担っているリンパ球には、迷走神経の末端から分泌されるアセチルコリンをキャッチする受容体が付いています。この受容体にアセチルコリンが触れると、その刺激でリンパ球が活性化して免疫力が高まります。

この免疫は、体内に侵入した細菌やウイルスなどを異物（非自己）とみなして排除することで、自分の体を正常に保つ大切な働きをしています。自分の身を守るために働く免疫は、体の防御システムといえます。

免疫は、その働きから「自然免疫」と「獲得免疫」の２つに分けられ、２段構えで防御しています。

体内に異物が侵入すると、まず働くのが自然免疫です。これは母親から受け継ぎ、生まれたときから持っている防御システムです。例えば、風邪などのウイルスが侵入したとき、それを感知した免疫細胞がウイルスを撃退します。相手を選ばず、異物であれば無差別に攻撃する（非特異的免疫）のが特徴です。この手当たり次第に攻撃する方法は一見、効率が悪いように思えます。しかし、この段階で確実にやっつけておかなければ発症してしまうため、怪しいものはすべて排除することが初期防衛では重要となります。この役割を担っているのが、攻撃力の強いリンパ球であるＮＫ細胞（ナチュラルキラー細胞）や、貪食細胞といわれるマクロファージなどです。ここで食い止められないときに対応するのが、次に控えている獲得免疫です。こちらは、生まれてからの経験を通して得た防御システムで、侵入してきた異物の特徴を認識したうえで狙い撃ち（特異的免疫）して排除するのが特徴です。したがって、はしかやおたふく風邪に対する免疫は獲得免疫です。

獲得免疫は、Ｂ細胞が中心になって働く「液性免疫」と、Ｔ細胞が中心になって働く「細胞性免疫」があります。液性免疫は、体の外から侵入してきた病原体と戦うシステムです。

Ｂ細胞が抗体を作って異物に接着させて攻撃します。抗原（異物の目印）と抗体（武器）は、鍵と鍵穴の関係で、病原体の鍵にぴったりと合う抗体の鍵穴に接着させて動きを封じ込め、分解します。

予防接種を受けるときのワクチンは、無毒化した病原体を体内に入れて免疫反応を起こし、あらかじめ抗体を作っておくことで感染を予防しています。ところが、インフルエンザには何度もかかってしまうことがあります。これは、インフルエンザウイルスは変異しやすく、鍵穴に入らなかったり、入ってもぴったりと合わなかったりするからです。それでも効果はまったくないわけではなく、かかった場合、重症化を防ぐことができます。

これに対して細胞性免疫は、Ｂ型肝炎やＣ型肝炎ウイルスなどに感染した細胞や、がん細胞のように体の中で発生した異常な細胞と戦うシステムです。こちらは抗体を作ることはなく、直接異物を攻撃しています。この役割を担っているのがＴ細胞です。Ｔ細胞は、自然免疫の段階でマクロファージや樹状細胞が異物を食べて（貪食）分解した欠片（抗原）を提示されることで、異物の詳しい特徴を覚えます。つまり、敵の情報を記憶し、探して排除します。そのため、初対面の異物に対しては情報を持っていないために戦い方が分かりません。ゆえに異物の侵入を一度は許してしまい、発症することとなります。しかし、二度目以降は、相手の特徴を記憶しているため、効率よく戦えます。

このように、免疫には多くの細胞が関わり、連携プレーで体を守っています。そのため免疫力が低下すると、こうした精巧な防御システムが手薄になってしまうのです。

鼻や喉の炎症が続いていると、マクロファージやリンパ球は常に働いている状態となり疲弊し、ウイルスなどの病原体が侵入するのを阻止できなくなります。その結果、風邪をひきやすくなります。その元凶である慢性的な炎症を6スポット療法で抑えれば当然、リンパ球の負担も軽くなり、免疫力を高めることにつながります。それが、風邪をひかなくなるなど感染症の予防にもなります。また、6スポット療法を行うとＮＫ細胞は数時間後、活性化し数値が上がります。

症例5　アレルギー性咳嗽《がいそう》、咳喘息《せきぜんそく》

治療重点箇所：第1スポット・鼻粘膜全体
第4スポット・鼻咽頭

20歳の頃から風邪をひくと必ずといっていいほど3～4カ月は咳が続き、むせるようになるというIさん（50歳女性）は、かかりつけ医（内科）に相談しましたが原因不明と言われました。2年前からは鼻水が喉の奥に流れる後鼻漏も自覚するようになり、その頃から肩こりや目の奥の痛みも現れるようになりました。それからは近所の耳鼻咽喉科にかかっており、処方された喘息の吸入薬や抗菌薬などを使用していましたが、症状の改善がみられなかったことから当院を受診するようになりました。来院されたときも待合室でずっと咳をしており、診察室まで聞こえていた状態でした。

Ｉさんは歌う仕事をしていましたので、息を吸うたびに咳き込んでしまっては歌えず死活問題です。そのため、早く回復したいからと週４日は通院していました。鼻の中を見ると、膿性の黄色い鼻水があり、それが喉に垂れ込んでいるのが見えました。６スポット療法を行うと、毎回かなりの出血があったため重症の部類に入り、これは長引きそうだと直感しました。それでも１カ月ほど続けていると出血がなくなり、咳も出なくなっていきました。しかし、治療の間隔を空けると咳が出るという状態を繰り返しながら、だんだん落ち着き、１カ月後には完全に咳が止まっていました。思いっきり歌っても咳き込むことも、むせることもなくなり、後鼻漏も治まり喉がすっきりしたそうです。

そして、年に何度も風邪をひいていたのが、それ以降はまったくひかなくなったといいます。これは、血行が良くなり体温が上がったことも大きな要因と思われます。何度も治療をしている間に、平熱が34度ということが分かりましたが、咳が出なくなった頃の体温は36・3度でした。ときどき喉にイガイガを感じ来院されますが、治療すれば咳き込むほど悪化することはなくなりました。

症例6　風邪を毎年ひく

治療重点箇所：第1スポット・鼻粘膜全体　第4スポット・鼻咽頭
第5スポット・扁桃

Tさん（30歳女性）は虚弱体質で、子どもの頃からよく風邪をひいて寝込んでいました。それは成人しても改善することはなく、冬だけではなく夏でも冷房による冷えから風邪をひく状態でした。しかも、決まって鼻風邪のため、息苦しさから口呼吸になり、喉も痛めるのでなんとかしたいという思いで来院されました。鼻風邪をひくことから鼻が悪いことは明白です。実際にファイバースコープで鼻の中を見てみると、鼻腔から鼻咽腔にかけての炎症がひどいうえ、扁桃には膿栓がたまっていました。

そこで、6スポット療法を行ったところ、最初は綿棒で擦るたびに顔をしかめて痛そうにしていました。早く良くなりたい一心で週3回のペースで通院するうちに、徐々に慣れてきたのか顔をしかめることはなくなりました。次第に炎症は治まってきて出血することはなくなりましたが、膿栓は除去しても次から次へと出てくるという状態がしばらく続き、ようやく出なくなった頃には鼻の通りが良くなっていました。

治療の間隔を空けてみたところ炎症は起こらず膿栓もできませんでした。月1回の治療にして1年が経過しても一度も風邪をひくことはありませんでした。現在も月1回は「鼻のメンテナンス」と称して来院されますが、この4年間で一度も風邪をひいていませんし、寝つきが良くなったとも話していました。

炎症が続くと血行が悪くなり頭痛・肩こり・冷え症になる

体温が低いと炎症を起こしやすいことは第3章で述べましたが、逆に炎症が続いて慢性化しているときも血流が悪くなることで体温の低下や冷えを起こしやすくなります。慢性的な炎症が起きている鼻や喉の粘膜は、うっ血状態にあります。うっ血とは、ある部分に血液がたまって流れが悪くなった状態をいいます。

血液は全身を循環することで酸素や栄養を体の末端の細胞にまで送り届け、代わりに老廃物や二酸化炭素を回収しています。そのため、血流が滞ると体の隅々にまで酸素や栄養が行き渡らないうえに、老廃物が回収されず蓄積して血液が汚れてしまいます。血流が悪いと体温が上がらずに冷え、脳へ十分な酸素を供給できなくなれば頭痛が起こり、老廃物がたまれば肩こりやむくみが起こり、自律神経が乱れるといった体の不調を引き起こします。

私たちの体は寒さを感じたとき、自律神経の働きによって血管を収縮して血流を減少させることで熱を体外に逃がさないようにしています。そして、生命維持に大切な脳や心臓などを守るために、いちばん遠い手足への血流を抑えます。ですから寒さを感じるときは、真っ先に手足が冷たくなるわけです。こうして、体は自らを守るために優先順位をつけ、血流を調整しています。

そして、体の表面からも熱を逃がさないように筋肉を収縮させ、皮膚の表面積を小さくしています。この状態が鳥肌で、収縮と同時に筋肉をブルブルと震わせることで熱を少しでも多くつくり出そうとします。これとは逆に、暑くて体温が上がり過ぎたときには、血管を拡張して血流を増やしたり、汗腺を活性化して発汗を促したりして体から熱を逃がそうとします。また、筋肉を緩めて熱を抑えます。汗をかき、雨に濡れると体が冷えるのも、皮膚についた汗や雨が空気に触れて蒸発する「気化熱」によって体温が奪われるからです。

このように、血流と体温は一体で、血流を調節することで寒い冬でも、暑い夏でも体温は常に一定を保っています。それが、鼻や喉の慢性的な炎症によって血流が滞ると、体温を保つための熱をつくり出すことができにくくなり、体温も低下して冷えを感じるようになります。体が冷えているということは、内臓などの器官も冷えているために各機能が低下し、体のあちこちに不具合が生じてきます。そのため「冷えは万病の元」といわれるのです。特に筋肉が収縮していると、熱がつくれません。筋肉は人体最大の発熱器で、収縮と弛緩を繰り返すことで熱をつくり、またポンプの役目を果たして血流を促しています。それが、収縮した状態では血管が圧迫され続けて血流が悪くなり、熱をつくり出せず体は冷えてしまいます。したがって、６スポット療法で炎症を抑えることは、うっ血状態を改善すると同時に、自律神経を刺激してバランスを整えるので血流が良くなります。そうなれば蓄積していた老廃物や炎症性サイトカインなどの発痛物質は血流によって洗い流され、炎症していた粘膜の修復が早まります。これにより頭痛や肩こり、冷え症などが改善します。

症例7 頭痛

治療重点箇所：第1スポット・鼻粘膜全体　第3スポット・蝶篩陥凹

Mさん（44歳男性）は、6年前から頭痛に悩まされるようになりました。3年後にはポリープを伴う慢性副鼻腔炎と診断され、手術を受けたあとは頭痛がなくなり良い状態が続いていました。

しかし、1年が過ぎた頃にインフルエンザにかかったのをきっかけに、頭痛が再発してしまいました。特に左目の奥が痛み、鎮痛剤を飲んでも効かず、大学病院の頭痛外来を受診しました。検査をしても脳や副鼻腔には異常がなく、頭痛の原因は見当たらないので「心因性のものだろう」と言われたそうです。そんなとき、当院の6スポット療法で頭痛がやわらいだという先輩の話を聞き、来院されました。当院でもレントゲンを撮りましたが、大学病院で説明されたように副鼻腔はきれいで異常は認められませんでした。ところが、鼻の中は、奥がかなり狭くなっており、黄色い鼻水がたまっていたのです。中《ちゅう》鼻《び》甲介《こうかい》の外側には、わずかですが黄色い鼻水が喉の奥に流れているのがみられました。

中《ちゅう》鼻《び》道《どう》から目のほうに向けて6スポット療法を行いながら、喉に移動して治療を終えた直後、突然「今、痛みが消えました！」とMさんが言うのです。これにはMさんはもちろん、私もたいへん驚きました。その後、大学病院の頭痛外来を受診した際、「鼻の治療を行ったら頭痛が解消した」と担当医に伝えましたが、「そんなわけはない。心因的要因がなくなったので治ったのだろう」と言われたそうです。

しかし、6スポット療法で頭痛が解消したあとは、一度も頭痛が出ていないばかりか、目の奥の痛みもなくなっていたのです。健康診断を受けた際、0・4と0・5だった視力が、両目ともに1・0になったと聞いて、さらに驚きました。

症例8　閃《せん》輝《き》暗点《あんてん》を伴う頭痛・冷え

治療重点箇所：第1スポット・鼻粘膜全体
第3スポット・蝶篩陥凹

2018年、EAT治療を行っている堀田 修先生の著書を読まれたTさん（47歳男性）が「後鼻漏を治してほしい」と来院されました。

後鼻漏は治療のたびに良くなっていき、3回目の治療の際に片頭痛があることを相談されました。Tさんの場合は閃輝暗点といって、視野の一部にチカチカした光が現れ、その数日後に必ず片頭痛が出るというものでした。つまり、閃輝暗点が片頭痛の前兆になっているわけです。また、体が冷えて風邪をひきやすく、年に4回も扁桃炎になっているといいます。レントゲンでは異常を示す所見は見られませんでしたが、鼻の奥から喉にかけて赤くなっており、炎症を起こしていることが確認できました。そこで、６スポット療法を行うと、炎症部分からの出血だけではなく、扁桃には膿栓があったため、取り除きました。それ以来、閃輝暗点を伴う片頭痛はなく、体の冷えも感じなくなり、風邪をひきにくくなったといいます。現在は、良い状態を保つために定期的に来院し、６スポット療法を行っています。

症例９　閃輝暗点を伴う頭痛・ＩｇＡ腎症

治療重点箇所：第１スポット・鼻粘膜全体
第２スポット・耳管咽頭口
第３スポット・蝶篩陥凹

ＩｇＡ腎症を患っていたＫさん（25歳男性）は、Ｂスポット療法が有効であることを知り、他院で治療を受けていました。これにより症状は安定し、その状態を保つために通院しやすい当院に来られました。確かにＩｇＡ腎症は安定していましたが、左の鼻に強い炎症が見られ、黄色い鼻水がたまっていました。この状態では別の疾患もあるのではないかと思い、気になる症状はないかとＫさんにたずねたところ、４年前から頭痛に悩まされていることを打ち明けてくれました。

Ｋさんの場合も閃輝暗点を伴う頭痛で、視界がチカチカするだけではなく、物が何重にも見え目がかすんだあとに頭が痛くなるというものでした。そういうときには鎮痛剤を服用していたそうですが、なかなか治まらないので諦めていたそうです。

そこで、週２回のペースで蝶形骨洞《ちょうけいこつどう》周辺を中心に６スポット療法を行っていると、３カ月後にようやく効果が現れはじめ、目のかすみはあるものの頭痛にまでは至らなくなったのです。その後、週１回のペースで治療を続けた結果、半年後には頭痛はもちろん、目のかすみも見られなくなりました。

Ｋさんは、ほかのクリニックでＩｇＡ腎症が落ちついたので、当院で頭痛については口にしなかったそうです。しかし、私からほかの症状はないかと聞いてもらえたことで、頭痛も良くなるかもしれないと期待したと言います。Ｋさんの場合は、症状が改善するまでに約１年と時間を要しました。しかし、諦めずに続ければ苦痛が軽減するなど、なんらかの効果が期待できるのが６スポット療法なのです。

ホルモンバランスが整い更年期障害が緩和する

女性にとって体温が低いことは冷え症を招き、子宮や卵巣の働きを低下させる原因にもなります。胎児を育てるベッドに当たるのが子宮で、その左右にある卵巣から分泌される2種類の女性ホルモン（エストロゲンとプロゲステロン）によって月経はコントロールされ、脳の指令で卵巣は働いています。2種類の女性ホルモンは、脳内の視床下部と下垂体でコントロールされ、「ホルモンを出しなさい」という指令を受けると卵巣から分泌されます。つまり、脳と卵巣と子宮の連携プレーで女性特有の機能が生み出されているのです。そのため、この連携がうまくいかなくなると、卵巣と子宮が正常に機能しなくなるばかりか、血液の流れが悪くなり影響は全身に及びます。

体が冷えることは生命に関わるため、脳や心臓などの大事な臓器に優先的に血液を回した分、手足の血流が減ってきます。子宮も同様で、この異常事態に「妊娠している場合ではない」と体が判断して女性ホルモンの分泌を減らしたり、一時的に月経を止めたりします。これも一種の防御反応といえます。女性ホルモンは、女性らしさを保ち、生命誕生だけではなく、骨や筋肉、血管を強くしたり、脳や神経の働きを良くしたり、肌や髪を艶やかにしたりするといった多くの働きに関わっています。そのため、女性ホルモンの分泌が低下すると、その影響は多岐にわたります。その代表的な症状が、更年期障害です。更年期とは、閉経（1年間月経がない状態）を挟んだ前後の10年くらいをいいます。卵巣から分泌される女性ホルモンは、20～30代でピークを迎え、40代に入った頃から急激に低下が始まります。

これに伴い、身体的・精神的症状が現れてくるのが更年期障害です。個人差はありますが、ほてり、のぼせ、発汗、冷え、めまい、耳鳴り、頭痛、動悸、息切れ、イライラ、不安感、不眠、抑うつ、無気力、肩こり、腰痛、関節痛、疲労感、皮膚症状（乾燥、痒み、湿疹など）、頻尿、尿失禁、膀胱炎といった症状が現れてきます。これらは卵巣の機能が急激に低下し、女性ホルモンの分泌量が減少したことで起こるため、女性ホルモンは若さを保つ、あるいは若返りのホルモンともいえるでしょう。ですから閉経を迎えると、女性ホルモンの恩恵をあまり受けられなくなり、男性と同様に血管が弱くなって動脈硬化を起こしやすくなり、脳血管疾患になる女性が増えるのです。

ところが最近は、若い女性に低体温の人が増えており、ホルモンバランスを崩してプチ更年期ともいわれる自律神経失調症や生理不順に悩むようになりました。その原因の一つに、ストレスやダイエットがあります。女性ホルモンを分泌させる視床下部は、同時に自律神経をコントロールしていますので、ストレスの影響を強く受けてしまいます。「生理がくる時期なのにまだこない」ということも、月経リズムが些細なことに影響されているからです。不規則な生活や睡眠不足、過度なダイエットなどもホルモンバランスを崩す要因になります。

また、思春期は、ホルモンバランスが一定化せず不安定なため、月経周期が乱れがちです。それに加えて不規則な生活や過度なダイエットをすることで、自律神経のバランスが乱れて血行が悪くなり、冷えからさらに生理不順を招きます。このような状態に対し、6スポット療法では女性ホルモンをコントロールする視床下部や下垂体に近い蝶形骨洞周辺を刺激します。

特に下垂体は、前部にある前葉（腺下垂体）と後方にある後葉（神経下垂体）に分けられ、前葉はホルモンを産生する機能を、後葉は前葉で産生したホルモンを放出する機能を担っています。興味深いのは、口の中の上皮の一部が前葉だということです。つまり、下垂体は口から分化した兄弟ということになります。

こうした下垂体の由来を考えると、なぜ6スポット療法で更年期障害が軽減したり、若い女性のホルモンバランスを整えたりする効果を得られるのか、なんとなく理解できるのではないでしょうか。

症例10　更年期障害

治療重点箇所：第1スポット・鼻粘膜全体　第3スポット・蝶篩陥凹
第4スポット・鼻咽頭　第5スポット・扁桃

数年前から耳鳴り、めまい、喉のイガイガ、鼻づまりなどの症状を訴え、月に１、２回のペースで定期的に通院していたEさん（52歳女性）は、２０２０年に入って更年期障害が重くなり、週１回の通院になりました。

Eさんは48歳頃からのぼせやほてり、不正出血といった症状が現れはじめ、更年期障害を自覚するようになりました。ひどいときにはオムツをするほど出血量が多く、貧血を起こすことさえあったといいます。あまりにも更年期障害が重いので、婦人科で診てもらうと子宮内ポリープと卵巣嚢腫《らんそうのうしゅ》が見つかり、ポリープは切除手術を受けました。その後、ホルモン剤の注射を何回か受け、３種類の薬を処方されましたが、これらを飲むと気分が悪くなり、このままでは仕事に支障をきたすと不安を覚えました。そんなこともあり少しでも症状を軽くできればという思いから、6スポット療法を真剣に受けるようになったのです。

週1回の来院のたびに6スポット療法を行い、その際に膿栓も除去していましたが、毎回膿栓が取れることに本人は驚いていました。看護師をしているEさんは、職業柄、緊張を強いられ、ストレスや疲れがたまりがちです。そこへ更年期を迎えてホルモンバランスが崩れているため、心身に負担がかかっていたと思われます。それでも毎週6スポット療法を受けていると、気持ちが落ち着き、体が軽くなるのを実感できるようになったそうです。

また、生理にならず閉経したかと思っていたら治療を受けると2日後には生理になるためまだ閉経していないと確認できるとも話していました。現在も週1回は来院されますが、ストレスや疲れがたまると膿栓ができるので、Eさんにとってはこれが健康状態を知るバロメーターとなり、体調を崩す前に心身を休ませるように心がけているそうです。

症例11　子宮筋腫

治療重点箇所：第1スポット・鼻粘膜全体　第3スポット・蝶篩陥凹
第4スポット・鼻咽頭　第5スポット・扁桃

5年以上、赤ちゃんの頭程度の大きさがある子宮筋腫を抱えており、大学病院の婦人科にかかっていたMさん（60歳女性）は、担当医から「閉経すれば筋腫が縮小してくる」と言われて経過観察を続けていました。しかし、閉経後も筋腫は小さくならなかったうえに、子宮筋腫の影響なのか、腰痛がひどく日常の動作に難儀していました。

大学病院を受診した際、そのことを担当医に伝えたところ、消炎鎮痛剤と湿布を処方されましたが、腰痛は治まりませんでした。こんな状態が続くようなら、いっそのこと手術をしてすっきりしたいと考えるようになったといいます。そんなときに知り合いから、当院の治療を受けて「子宮筋腫の症状が軽くなった」という話を耳にして、6スポット療法を希望して当院に来られました。すると、やはり鼻腔から蝶形骨洞周辺と鼻咽腔に炎症、扁桃には膿栓が見られました。そこで、6スポット療法を行ったところ、治療後に「腰にビンビン響きました。不思議ですね」と話していました。

これに手ごたえを感じたMさんは、週5日のペースで3カ月間通院し、集中的に治療を受けていました。最初の1週間は出血が見られましたが、その後はそれほど出血しなくなり、それに比例して腰の痛みもやわらいでいったそうです。それだけではなく、熟睡できるようになり、朝の目覚めが良くなったともいいます。その後も6スポット療法を続け、3カ月経った頃に大学病院で超音波検査を受けたところ、なんと筋腫が2センチほどに縮小していることが確認されたのです。これに対して担当医は「ようやく筋腫が縮小しましたね。それにしても、こんなに小さくなるとは……」と、予想よりも良い結果に満足しつつも驚いていたといいます。

担当医が言うように、子宮筋腫には女性ホルモンが関係しているため、生理があるうちは筋腫も成長していきます。ですから閉経によって女性ホルモンが減少すると筋腫の成長が止まり、むしろ縮小します。したがって、６スポット療法を始めた時期と子宮筋腫が縮小し始めた時期が重なっただけかもしれませんが、担当医が驚いていたことからも６スポット療法が少なからず貢献したものと思われます。

ストレスが軽減して精神状態を安定させる

ストレスは心身に影響を与え、いろいろな症状を引き起こします。これに大きく関わっているのは、やはり自律神経です。ここまで述べてきたように自律神経には、頭や体が活発に働くときに優位になる交感神経と、心身がリラックスしているときや睡眠中に優位になる副交感神経の２種類があります。車に例えるなら、興奮や活動を促す交感神経はアクセル、リラックスや安定を促す副交感神経はブレーキに当たります。両者をうまく利かせることで車が安全走行できるように、心身も健康でいられます。

一日の流れで見ていくと、日中は主に交感神経が優位になり、夕方から徐々に副交感神経が優位となっていき、眠っている間も副交感神経が働き、翌日に備えます。

しかし、ストレスが加わると、体や頭はそれに対抗して交感神経が優位な状態が続き、夜になっても副交感神経が優位になりきれず、疲れが取れない、手足が冷える、肩がこる、胃腸の働きが悪くなるなどの影響が現れてくるわけです。

要するに、眠っている間に副交感神経が優位にならないと、睡眠の質が悪く、心身は休養不足となり不調や老化の原因にもなります。

睡眠にも周期があり、レム睡眠とノンレム睡眠を繰り返しています。レム睡眠のときは脳への血流量が多く、大脳皮質が活性化して酸素の消費量も多くなりますが、筋肉の活動は低下します。つまり、筋肉が緩んで体は休んでいますが、脳は起きていて活動している状態になります。夢を見るのは、このレム睡眠のときといわれています。

ノンレム睡眠のときは、脳への血流量や酸素の消費量が少なくなり、筋肉の活動が高まります。今度は脳が休んで疲労回復を図り、体はメンテナンスのために働いているという状態です。そこで、皆さんが寝ている間に、体内でどのようなメンテナンスが行われているのか、主な働きを紹介しましょう。

○疲労回復

日中、活発に活動していると、脳も体もエネルギーを消耗して疲労が蓄積します。眠ることで筋肉の緊張を緩めるだけではなく、脳にも休息を与えています。睡眠中は体温が低下し、脳への血流も日中に比べると減少し、オーバーヒートしている頭を冷やすことで脳の疲労回復を図っています。よく「頭寒足熱」といいますが、これは安眠をもたらす理に適った方法といえます。睡眠不足は、脳の疲れが取れませんからイライラしたり、集中力が欠如したり、頭痛がしたり、体にだるさを感じたりするようになります。

○細胞の再生と修復

眠っている間に成長ホルモンが分泌され、骨格を含めた細胞の新陳代謝が活発になり傷ついた組織の再生・修復が行われています。成長ホルモンというと、子どもの成長に必要なものと思われがちですが、大人にとっても大事な働きをしています。この成長ホルモンが多く分泌されるのは、眠りについてからの約3時間で、特に最初の90分間が最も深い睡眠状態となり、このときに分泌量がいちばん多くなるといわれています。つまり、より多くの成長ホルモンを分泌させるためには、眠りについてから最初の約3時間に、どれだけぐっすりと深く眠れるかがポイントです。

以前は、成長ホルモンは夜10時〜深夜2時の時間帯に多く分泌されると考えられ、これを「ゴールデンタイム」といっていました。しかし現在は、時間帯に依存するものではなく、睡眠の状態（眠りの深さ）に依存することが分かってきました。ですから深い睡眠を得られないと成長ホルモンが不足し、体内に老廃物がたまり血管がつまったり、肌の新陳代謝が乱れて肌荒れや吹き出物ができたりするなど、多くのトラブルが生じてきます。

○免疫力の向上

睡眠中は心身を興奮させる交感神経の緊張が解かれ、副交感神経の働きによってリラックス状態になります。この状態になると、免疫は自律神経の影響を受け、免疫細胞が活性化して免疫力が高まります。

○ストレス物質の除去

眠っている間に脳内で作られる睡眠物質（メラトニン、成長ホルモンなど）は、体内に存在するストレスホルモン（コルチゾールなど）を分解します。睡眠は神経細胞の機能を回復させると同時に、ストレスや老化の原因になる活性酸素などの有害物質を除去してくれます。

○記憶の整理と定着

睡眠中の脳は、完全に休息状態になるのではなく、その日に吸収した膨大な量の情報を整理しています。これは、レム睡眠のときに行われているとされ、必要なものと不要なものの仕分けをして、必要なものについてはその情報を記憶として脳に保存しています。寝ないと記憶されないため、徹夜での勉強や仕事は、かえって能力の低下を招くこととなります。

このように、日中に受けたストレスを、眠ることで癒し、バランスを取り戻しています。ですから夜に眠らずにいると心身をリセットする機会を失うこととなり、生命維持に必要な機能も低下してしまいます。そこで、６スポット療法を行うと自律神経のバランスが整うだけではなく、ホルモンバランスの調節や免疫力が高まり、不眠が改善に向かいます。また、ホルモンバランスが整うと、安心ホルモン（セロトニン）や快楽ホルモン（ドーパミン）などがきちんと分泌されるようになり、精神が安定し不安や恐れなどが軽減されるようです。

症例12　慢性疲労、睡眠障害

治療重点箇所：第１スポット・鼻粘膜全体
第３スポット・蝶篩陥凹　第４スポット・鼻咽頭
第５スポット・扁桃　第６スポット・喉頭

子どもの頃から熱いものを食べたり飲んだりすると、その刺激で必ずくしゃみや鼻水が出るというＩさん（43歳女性）は、１カ月ほど前から鼻水が喉に落ちるようになりました。それが、だんだん粘り気を持った鼻水に変わり、喉に張りつくようになったので、無理に飲み込もうとすると吐き気を催したり、えずいたり、吐き出してもすぐにたまるため、その不快感をなんとかしたいと当院に来られました。

Ｉさんは、症状から慢性副鼻腔炎の疑いが濃厚でした。しかし、よくよく話を聞いていると、1年前から慢性的な体のだるさ、やる気が出ない、常に眠いといった症状にも悩まされていることが分かったのです。早速ファイバースコープで見ていくと、鼻咽腔から上《じょう》咽頭《いんとう》にかけて炎症が見られたほか、右の中鼻道にはポリープがあり、口蓋扁桃《こうがいへんとう》には膿栓があったため6スポット療法を行って様子を見ることにしました。

炎症を起こしている部分を綿棒で擦るとかなりの出血があり、膿栓は取るとまた出てくる状態でたくさん取れました。それにもかかわらず、治療直後は特に変化を感じられないようでした。ところが、次に来院されたときに「家に帰るまでの間に鼻がスーッとして気持ちが良かったです」と、6スポット療法に手ごたえを感じたと笑顔で話されました。

その後も週2回のペースで治療を行っていると、朝はすっきり起きられ、昼寝の時間が短くなり、体のだるさも軽減したということでした。2カ月後には、夜にしっかり眠れるようになったことで、昼寝はなくなったといいます。また、後鼻漏も感じなくなっており、ファイバースコープで見ても鼻水はありませんでした。

Iさんの場合は、週2~3回は来院され、集中的に治療できたことで症状の改善も早かったと思われます。現在は、現状をキープするために月1回のペースで6スポット療法を受けに来院されています。

症例13　うつ病

治療箇所：第１スポット・鼻粘膜全体　第２スポット・耳管咽頭口
第３スポット・蝶篩陥凹　第４スポット・鼻咽頭
第５スポット・扁桃　第６スポット・喉頭

Sさん（47歳男性）は、不眠、朝起きられず会社に行けない、だるさ、食欲不振、頭痛、動悸、不安、やる気が出ないなどの症状を抱えており、これでは日常生活が送れないため休職していました。そんなある日、Sさんを心配した同僚の紹介で当院の心療内科を受診。うつ病と診断されました。病名を伝えたとき、Sさんの表情は少しホッとした様子だったと、担当医である母から聞きました。

うつ病の患者さんは、体に症状が現れているにもかかわらず、医療機関で検査をしても異常が見られないため、「なんでこのような状態になってしまったのか」「自分の身になにが起きているのか分からない」と不安を感じているうえに、周りからは理解されず怠けていると思われることがあるため、うつ病と告げられると「自分は病気なのだ」と分かって安心することが多いといいます。Sさんも同様で、抗うつ剤を処方されて安心したようでした。ただ、診療中にSさんの口がずっと半開きになっていたことに気づいた母は、鼻が悪いのではないかとレントゲンを撮りました。すると、やはり鼻の通りが悪く、副鼻腔に炎症が見られたことから私に診察を任せました。

確かに副鼻腔炎の所見を示していました。Sさんに口呼吸をしていることを告げたところ、この47年間ずっと口呼吸をしており、これが普通だと思っていたというのです。これでは当然、鼻が悪いことにも気づいていませんでした。改めて鼻の状態を説明して6スポット療法を行うと、初回から頭痛がやわらいだと感想を漏らしていました。幸い、休職中ということもあり、週5日の頻度で通院するようになりました。

その間も母の心療内科に通い、抗うつ剤で気分の安定を図りながら、ほぼ毎日6スポット療法を受けていました。Sさんの回復は通常よりも早く、1カ月も経たないうちに副鼻腔炎は治まり、頭痛、不眠、食欲不振などの症状も徐々に改善していきました。特にぐっすり眠れるようになったことは心身に良い影響を与え、不安感や恐怖感がやわらいだそうです。また次第に自信が持てるようになり、回復力が増し表情も豊かになりました。そして、2年の休職後、復職を果たして5年が経過していますが変わりなく勤務しています。

母が言うには、一度復職しても上司や同僚がうつ病に対する理解がないなど、職場の環境が変わっていないと再発することがあり、うつ病を繰り返すケースが少なくないそうです。その点、Sさんは職場の環境に恵まれていたようで表情が豊かになっていました。

現在はしっかり鼻呼吸をしており、まったく症状は出なくなりましたが、この状態を維持するために週1回は通院されています。

6スポット療法はホメオスタシスを保つように作用している

体の不調をみていくと、いかに自律神経が深く関わっているかがよく分かります。それは生命に関わるホメオスタシス（恒常性）をコントロールしているからですが、自律神経だけでホメオスタシスを維持しているわけではありません。ホメオスタシスは、自律神経系・免疫系・ホルモン系が連動して、多岐にわたる機能を調節しています。そのため、例えば自律神経系の機能を改善すると、免疫系やホルモン系の機能も向上する反面、3つのうちのどれかに異常が生じると、ほかの2つにも連鎖します。特に自律神経系とホルモン系の2系統は関係が深く、常に連動して働いていますので、その役割は重要です。

体内では複数の物質が分泌されており、大きく分けると「外分泌」と「内分泌」の2種類があります。外分泌は、唾液や汗、消化液などのように臓器や組織から出ている導管という管を通して分泌されています。これに対して内分泌は、内臓や組織を通らずに直接、血管やリンパ管の中に分泌され、この物質がホルモンです。

ホルモンは、ある特定の器官で合成・分泌される化学物質で、血管やリンパ管を通して体内を循環しますが、すべての器官に作用するわけではありません。それぞれのホルモンは、目的の器官や細胞にだけ運ばれてその働きを促したり、逆に抑えたりして調節しています。つまり、ホルモンは情報を伝えるメッセンジャーのようなもので、その情報は暗号のようになっており、それを解読する機能を持っている器官にしか作用しないというわけです。自律神経が瞬時に情報を伝えて各器官を調節するのに対し、ホルモンは作用するまでに時間を要します。しかし、少量で絶大な効果を発揮し、また長時間持続するのもホルモンの特徴です。現在、体内には70種類以上のホルモンがあり、体の調節に関わっているといわれています。

前項で述べたように、眠っている間に分泌される成長ホルモンは、骨や筋肉を作ったり、代謝を助けたりしています。不足すると疲れやすく、やる気が出ない、気分が落ち込むなど、うつ病に似た症状が現れます。また、食事の量が増えていないのに、体重が増えて体脂肪や中性脂肪が増加する、いわゆるメタボリック・シンドロームの状態になり、筋肉の減少や骨が弱くなるなど、成長ホルモンの減少は体にも影響が出てきます。裏を返せば、成長ホルモンがきちんと分泌され続けていれば、このような症状は防げ、いつまでも健康で若々しくいられるということです。

ホルモンを分泌している場所には、脳下垂体、甲状腺、副腎、膵臓、精巣、卵巣などがあり、それぞれが異なる働きをするホルモンを分泌しています。したがって、自律神経のバランスが整って交感神経と副交感神経の切り換えがうまくでき、免疫系が機能して体の防御システムを強化すると、副腎皮質ホルモンをはじめとした多種多彩な生体機能調節物質が、絶妙なバランスとタイミングで作られるようになります。特に副腎皮質ホルモンは、抗炎症作用や免疫抑制作用のほか、抗ストレス作用、代謝作用、中枢作用などがあり、ステロイド剤と同じ作用を持っています。しかも、体内で分泌される副腎皮質ホルモンは、自前の天然薬ですから副作用はありません。

つまり、きちんと分泌されれば自ら治せるのです。このような状態のときに自分自身の持つ自然治癒力が高まり、心身を癒すことができるようになります。６スポット療法は、ホメオスタシスが維持できるように多角的に機能を活性化することで、症状の改善を図っているのかもしれません。ですから鼻や喉の粘膜を刺激するだけで、その影響は全身に及ぶのではないかと思われます。

6スポット療法による興味深い症例がありますので参考までに紹介したいと思います。

症例14　てんかん

治療箇所：第1スポット・鼻粘膜全体　第2スポット・耳管咽頭口
第3スポット・蝶篩陥凹　第4スポット・鼻咽頭
第5スポット・扁桃　第6スポット・喉頭

Nさん（71歳女性）は、子どものときからてんかんがあり、数年に1回は発作を起こしていました。50代から発作がひどくなり、60代では体がグルグルと回転するほど強くなり、1日に3回も起きることがありました。もちろん定期的にかかりつけ医に診ていただいており、薬を服用しています。それでも、年を重ねるごとにコントロールが利かなくなることに不安を感じていました。

当院に来られたのは、6スポット療法でてんかん発作が治まったという話を聞き、一縷《いちる》の望みをかけてのことでした。その思いは初診時の様子からも十分に伝わってきました。私の前に座ったNさんの顔は、青あざを作って腫れていたからです。これは、来院の数日前に大発作に襲われ、柱やタンスなどに体中をガンガンぶつけたらしいとのこと。幸い骨折はしていなかったのですが、一人暮らしのため不安でたまらないといいます。鼻や喉の状態を見たところ、炎症はあったものの年齢の割にはそれほどひどいわけではなく、膿栓もたまっていませんでした。

しかし、実際に6スポット療法を行うと思いのほか出血があり、見た目よりは腫れていることが分かったのです。だからといって、これを治療してもてんかん発作が果たして治まるものなのか、その時点ではなんともいえませんでした。ただ、Nさんは当院の近所に住んでおり、年齢的にも自由の利く生活を送っていましたので、毎日通院されることは可能でした。そこで、集中的に治療を行って状態を観察することにしました。治療を始めるようになってからも発作は起こっていましたが、以前よりは頻度が少なくなり、グルグルと回転してタンスなどに顔や体をぶつけるほどの発作は出なくなったといいます。また、発作が起こると1週間はぐったりして動けなくなり、なにもできなくなったそうですが、6スポット療法を受けてからは発作後でもすぐに起き上がって日常生活が送れるようになったと喜んでいました。

てんかんは、残念ながら治すのは難しい病気ですが、現在は効果的な薬が開発されているため、うまくコントロールすることは可能です。

現在78歳になったNさんも、かかりつけ医と当院に通われています。本当は週1回でも良い状態にまで回復したのですが、6スポット療法を受けると鼻が通り、体が軽くなり、とても体調が良いと言って来院されています。母からは「Nさんにとって6スポット療法は精神安定剤のようなものではないか」と助言されました。確かに、初診時から比べると、現在のほうが活動的になられ、ハツラツとして顔色が良く元気な印象を受けます。

てんかんが治ったわけではありませんが、発作を起こす頻度が少なくなったことは、Nさんの精神的ストレスを緩和していると考えられます。

第6章

鼻・喉の炎症を
再発させない生活習慣

生活習慣を見直さないと症状はぶり返す

鼻や喉は、呼吸をしている限り空気と一緒に病原体も吸い込んでしまうリスクが高いだけに、炎症を完全に防ぐことは困難といわざるを得ません。そのため、長年悩まされていた慢性鼻炎や頭痛、肩こり、冷え症、胃腸障害などが6スポット療法で良くなっても、残念ながら再発する可能性があります。なぜなら、体の不調をつくり出したのは、皆さん自身の生活習慣に起因することが多いからです。もちろん加齢も大きな原因ではありますが、まず食習慣や生活習慣に意識を向けることで、炎症を起こすリスクを減らすことが大切なのです。

前章の症例でお分かりのように、6スポット療法は皆さんの抱えている不快な症状を軽減したり解消したりしています。だからといって、それで病気そのものが治ったわけではありません。なかには、何年も服用していた薬を飲まずに済んだり、てんかん発作が出なくなったりというように、患者さんからすると「治った」と思えるケースは確かにありますが、これには個人差があり、症状の改善の仕方は異なります。少なくとも服用している薬の量や発作などの症状が現れる回数が減るなど、以前に比べて良くなったと実感できるケースがほとんどですが、これは患者さん自身の努力があってこその結果なのです。したがって、症状が治まったからといって、自己判断で専門医の診療を受けないとか、服用している治療薬を勝手に止めることは避け、主治医に相談していただきたいと思います。大事なのは良い状態を保てるように、再発のリスクを少しでも減らすために、日頃の生活習慣を見直し、実践することです。例えば、寝る直前までスマートフォンやパソコンの画面を見ていると、質の良い睡眠を得ることはできません。また、体を冷やすような食生活を続けていたのでは、血液が汚れて血流を悪くし、また元の状態に戻ってしまいます。そこで、体調の良い状態を維持するうえで注意していただきたい生活習慣のポイントを紹介しますので、実践できることから試してみましょう。

体温を上げて免疫力の底上げをする

体のどこかに慢性的な炎症がある人は、健康なときよりも免疫機能が常に働いているために免疫細胞が疲弊し、免疫力も低下しがちです。そこで、まずは免疫力の底上げをしなければなりません。なぜなら、今の状態で免疫力を上げても、ちょっとしたストレスで元

体温に影響を与える食材

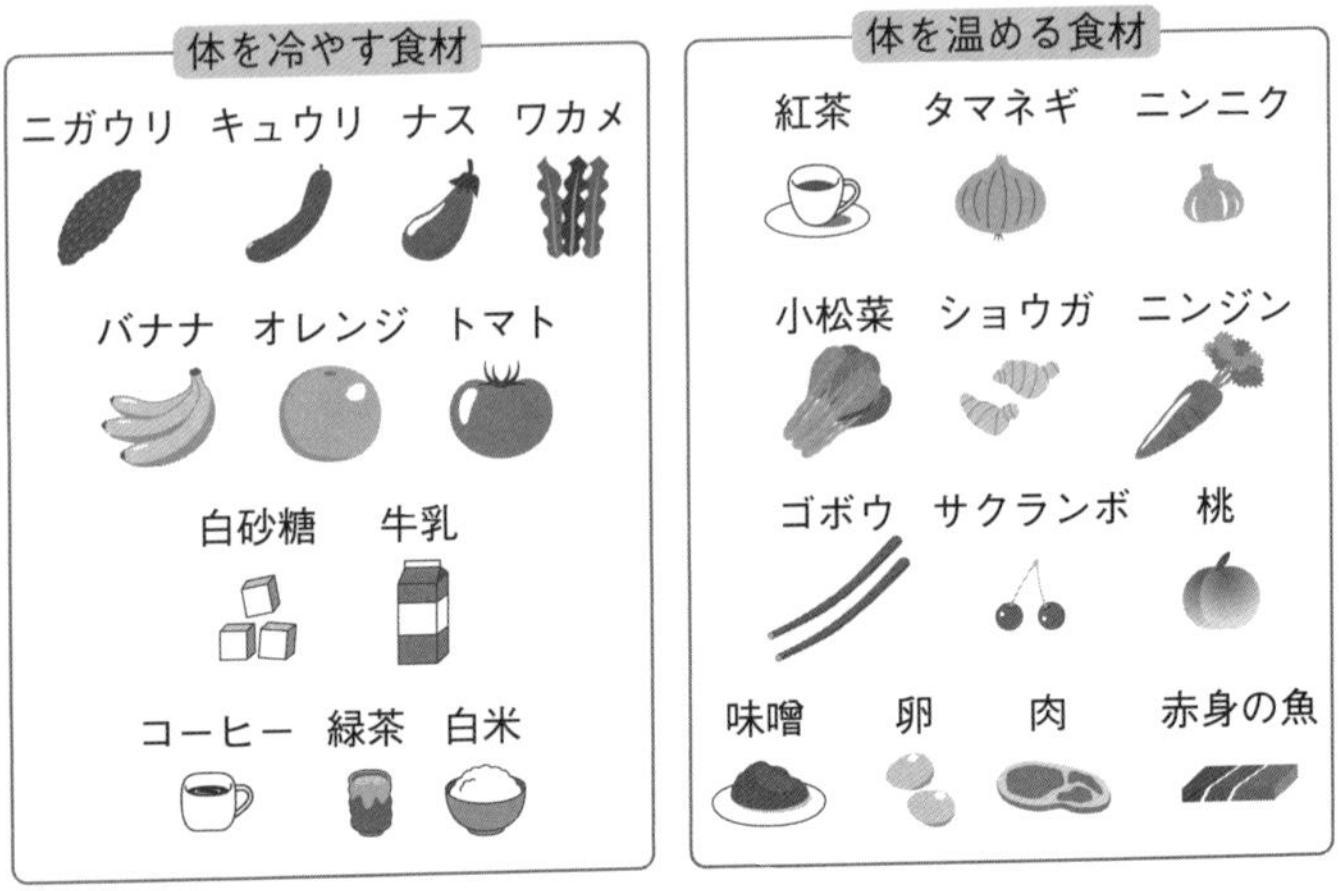

の状態に戻りやすくなるからです。したがって、免疫機能を強化することでストレスに対する抵抗力をつけ、多少のストレスでは免疫力が低下しないように底上げをする必要があります。それには体温を上げて血流を良くすることが先決です。具体的には次のように、体を冷やすような飲食は避け、筋肉を使って熱（エネルギー）を効率よくつくれるように適度な運動をして、体を温める入浴法を身につけることです。

○体を冷やさない食事

現代人の食生活は、体を冷やす食材を摂り過ぎる傾向にあります。体を温める効果のある食材を意識して選ぶように心がけないと、体温を上げることはできません。そうはいってもどのような食材が該当するのか分からないと思います。

そこで、目安として、暖かい時期に旬を迎える食材は体を冷やす作用のものが多く、寒い時期に旬を迎える食材は体を温める作用のものが多いと考えてください。体温を上げる食材は、根菜類、タマネギ、発酵食品などがあります。特にショウガには体を温める作用のほか、抗炎症作用があるため積極的に取り入れましょう。逆に、体を冷やす食材は、トマト、キュウリ、ナス、白砂糖、乳製品、アルコール類などがあります。

体を温めるというと、唐辛子を思い浮かべる人も多いかと思います。確かに唐辛子の主成分であるカプサイシンには体を温める作用はありますが、炎症に対しては刺激を与え症状を悪化させるため控えたほうがいいでしょう。また、塩にも体を温める作用がありますが、精製した食塩の摂り過ぎは高血圧の原因になります。使うときにはミネラルが豊富な天然塩を選ぶことをお勧めします。

○運動のとき

足には全身の筋肉の約7割が集中しているといわれています。ですから足の筋肉を使えば、効率よく熱を作り出すことができるので日頃から歩くようにすることです。

下半身の血液は重力に逆らって心臓に戻さなければなりませんので、下半身の筋肉を動かすことはポンプの役割を果たします。これをミルキングアクション（乳しぼり）といって、筋肉が伸び縮みすることで血液をキュッキュッと乳しぼりの要領で押し上げ、心臓に送り返しています。その結果、全身の血流が良くなり、代謝機能が促進して体温が上昇します。ですから、いつもより少し速く歩くようにするだけで、効果があるのです。中には膝痛などで歩くのがつらい人もいます。その場合は、椅子に座った状態で足を上げ、ふくらはぎを伸ばすようにしても血行は良くなります。

○入浴のとき

入浴は、免疫力に影響を与えるストレスと冷えの両方を解消する絶好のチャンスです。夏はシャワーで済ませてしまいがちですが、お湯に浸かる習慣をつけることをお勧めします。肩までお湯に浸かると体には水圧がかかり、この圧力がリンパマッサージと同じような効き目があるからです。これにより血行も良くして新陳代謝を高めます。また、お湯に浸かると浮力によって体が重力から解放されます。するとβ-エンドルフィンなどのストレス解消に力を発揮するホルモンが分泌され日頃のストレスを解消します。入浴の際に大事なことは温度です。お湯が42度以上になると交感神経が働いてしまうため、副交感神経が働く38～41度にして10分ほど肩まで浸かって体の芯まで温めましょう。

また、お湯に浸かっているときに足首からふくらはぎまでをマッサージするのも効果的です。このとき、足の裏もマッサージすると、足先の血行が改善されます。

腸内環境を整える食事を心がける

腸は内臓でありながらも、食事に付着して侵入してくる病原体を取り入れてしまう危険な場所です。ですから吸収して良いものかどうかを識別し、危険なものは排除する免疫システムが腸には備わっています。これを腸管免疫といって、血液中を流れるリンパ球の6、7割が腸に集まっているといわれるほど、人体最大の免疫器官でもあります。

腸管のところどころにはパイエル板と呼ばれる部分があり、ここにT細胞やB細胞、マクロファージなどの免疫細胞が常駐しています。そして、侵入したものが有害と認識されると、免疫グロブリン（Ig）という抗体が作られて防御反応が起こります。これにより安全なものだと認識されると経口免疫寛容《けいこうめんえきかんよう》といって食物アレルギーの反応が抑制されます。

ですから経口免疫寛容が働かないと、口から取り入れた食べ物を敵と判断し免疫過敏な状態、いわゆる食物アレルギー反応を起こしてしまいます。

また、腸内には約１０００種類、１００兆個もの腸内細菌が住み着いているため、腸内環境を整えることも大切です。腸内細菌は、ある程度グループを形成して存在し、私たちが食べたものをエサにして繁殖しています。その様子が、同じ種類の花が固まって咲いているお花畑（フローラ）のように見えることから腸内フローラと呼んでいます。腸内フローラを構成する腸内細菌を大きく分けると、善玉菌と悪玉菌、日和見菌の3種類になります。善玉菌は、私たちの健康維持に役立つ働きをしており、代表的なものには乳酸菌やビフィズス菌などがあります。これとは逆に、悪玉菌は体に悪さをする働きがあり、ブドウ球菌や大腸菌などがあります。しかし、悪玉菌の中にも体にとって必要な栄養素を作ったり、悪玉菌より悪い病原体が侵入してきたときには攻撃したりするものもあるため、一概に悪者とはいえません。つまり、ある程度は必要な存在ですが、増え過ぎると悪さをするようになるのです。そして日和見菌は、その名の通り善玉菌が優勢のときには善玉菌に味方し、悪玉菌が優勢になると悪玉菌に加勢します。これら3種類の腸内細菌は、善玉菌が2割、悪玉菌が1割、日和見菌が7割のバランスで存在していると、腸内環境が整って健康が保たれるとされています。ですから腸内環境は大事で、例えばタンパク源として必要な肉類を摂り過ぎると悪玉菌の栄養源にもなるので繁殖させてしまいます。また、便秘をしていると腸に便が留まることで悪玉菌を増やしてしまいます。悪玉菌が増えると、発がん物質や有害物質を作り出すので、腸の細胞の活力を失い、バリア機能を低下させます。すると、本来は排泄されるべき有害物質の毒素や生きた腸内細菌までもが、腸壁から血管に吸収されて全身を巡ります。その毒素を排除しようとして集まってきた免疫細胞の攻撃にさらされた結果、全身の至るところに軽い炎症が起こります。

実は、副鼻腔炎になりやすい人は、鼻の中の善玉菌が少ないことが原因の可能性があるという論文が、アントワープ大学の研究チームによって発表されました[*2]。

鼻の中にも腸内細菌と同じように菌が住んでいるとは驚きですが、腸内環境を整えることは鼻の中の菌のバランスを整えることにもなり、それが炎症の抑制につながると考えられます。そこで、腸内環境を整える効果のある食品、発酵食品や善玉菌のエサになる食物繊維、オリゴ糖を積極的に摂るようにしましょう。

○発酵食品

発酵食品というと、チーズやヨーグルトなどが代表格ですが、これらは乳製品ですから体を冷やしてしまいます。そもそも日本人は、乳製品に対応できるラクターゼ（乳糖分解酵素）の活性が高く、牛乳を飲むとお腹がゴロゴロするというように分解できないのです。もちろん個人差はありますが、日本人を含めたアジア人の7割以上は、乳糖不耐性といわれています。したがって、昔から日本人が慣れ親しんでいる納豆や味噌、ぬか漬けなど植物性の乳酸菌や発酵食品を摂ることをお勧めしています。

○食物繊維

便秘を予防するうえでも、善玉菌のエサになる食物繊維を摂ることが大切です。食物繊維には、水に溶けない不溶性食物繊維と、水に溶ける水溶性食物繊維の2種類があります。不溶性食物繊維は、ゴボウなどに見られるスジのような食物繊維で、水分を吸収して膨らみ、腸壁についていた老廃物や発がん物質を絡め取りながら腸を刺激して収縮運動を促進し、スムーズな排泄を促します。これには、ゴボウのほかにキノコ類、豆類、おから、モロヘイヤなどがあります。

一方、水溶性食物繊維は、ワカメや昆布などに見られるネバネバ状の食物繊維で、コレステロールや発がん物質などが腸から吸収されるのを防いでいます。

○オリゴ糖

善玉菌のエサになるのは、食物繊維のほかにもオリゴ糖があります。オリゴ糖は、ブドウ糖や果糖などの単糖類が２～10個結合した糖質で、野菜や果物などに多く含まれています。これには、ゴボウ、タマネギ、キャベツ、ジャガイモ、トウモロコシ、アスパラガス、ハチミツなどがあります。また、オリゴ糖は甘味料としても市販されていますが、添加物を含んでいないものを選ぶと良いでしょう。

寝るときは気道を塞がないように頭の位置に注意する

朝にすっきりと目覚めることができる人は、いい睡眠を得られているといえます。なぜなら、睡眠中は心身のメンテナンスを行う大事な時間でもあり、すっきりと起きられたということは、メンテナンスがしっかり行われたと考えられるからです。逆に、起きたときに疲れが残っていたり、体がだるいと感じたりする人は、メンテナンスがうまく行われていなかったといえるでしょう。

睡眠は質が大事で、長時間寝ていても質が悪ければ疲れは取れず、短時間であっても質の良い睡眠が取れれば意外とすっきりしています。質の良い睡眠を得るには、専門的にはいろいろな条件が必要になるようですが、鼻や喉の健康を守るという観点からいうと枕の高さがポイントの一つではないかと思われます。

枕が変わると眠れないという人がいるように、枕は睡眠の質に大きく影響しています。多くの人は枕の役割を、単に頭を支えるものと思っていますが、実は頭だけではなく首も支えるものなのです。つまり、頭だけを枕にのせて首が浮いた状態になるのは間違いで、肩まで枕に触れるようにして、頭と首をしっかり枕の上にのせることが大切です。そのときに重要になってくるのが枕の高さです。理想とされる枕の高さは、直立した状態がそのまま仰向けになった状態で、この寝姿勢になると頭にも首にも負担が少ないといわれています。枕が高過ぎると、背骨のカーブが急になり頸椎を圧迫し、気道が狭くなることで睡眠時無呼吸症候群のリスクが高まります。また、首や肩への負担が大きくなり、周囲の筋肉が緊張し、寝起きに肩や首に痛みが生じる原因になります。

逆に、枕が低過ぎると頭が沈み込み、頸椎が逆U字のカーブを描くようになって首に負担がかかり、翌朝の痛みや不快感につながるだけではなく、頭が低くなることで頭部に血液がたまりやすく、顔がむくむ原因にもなります。

そこで、まず枕の高さが自分に合っているかどうかを確かめてみましょう。これは、枕をして仰向けに寝たときの目線で確認できます。適切な枕の高さの場合は、目線が天井よりやや下を向いています。枕が高過ぎる場合は、目線が下（足のほう）に向かって傾いています。枕が低過ぎる場合は、目線が頭より後ろに向かっています。

特に注意をしてほしいのは、いびきをかく人の場合、眠っているときは舌根が落ち込んで気道を塞ぎやすく、いびきが大きくなり、睡眠時無呼吸症候群を引き起こすこともあるため、横向きに寝るのも一つの解決策です。横向きに寝ることで舌根が横に垂れ、気道を確保できるからです。

また、睡眠中に食いしばりや歯ぎしりをする人は、首に力が入ることで顎が上がってしまい、いびきをかいている場合があるため歯科・口腔外科に相談しましょう。

朝に太陽の光を浴びると質の良い睡眠を得やすくなる

私たちは、朝目覚めると体の機能を活動モードにする交感神経が活発になり、夜になると蓄積した心身の疲れを癒すために休息モードの副交感神経が働いて眠りが促されます。このリズムは、体内に備わっている体内時計の働きによるもので、地球の自転に合わせて1日は〝約〟24時間の周期になっています。約といったのは15分程度のずれがあると考えられているからです。たかが15分と思うかもしれませんが、1年ではかなりの時間になります。

では、そのズレを私たちの体はどうやって調整しているのかというと、毎朝太陽の光を浴びることで体内時計を24時間にリセットしているのです。目から入った光の情報は、脳の松《しょう》果《か》体《たい》という場所に送られます。松果体では、体内時計を直接調整しているメラトニンというホルモンを分泌しています。メラトニンは睡眠ホルモンといわれていますが、これは朝に太陽の光を浴びると作られるセロトニンという脳内の神経伝達物質が変化したものです。

つまり、日中にセロトニンが作られると、睡眠のタイマーがセットされ、12〜14時間後

体内時計のしくみ

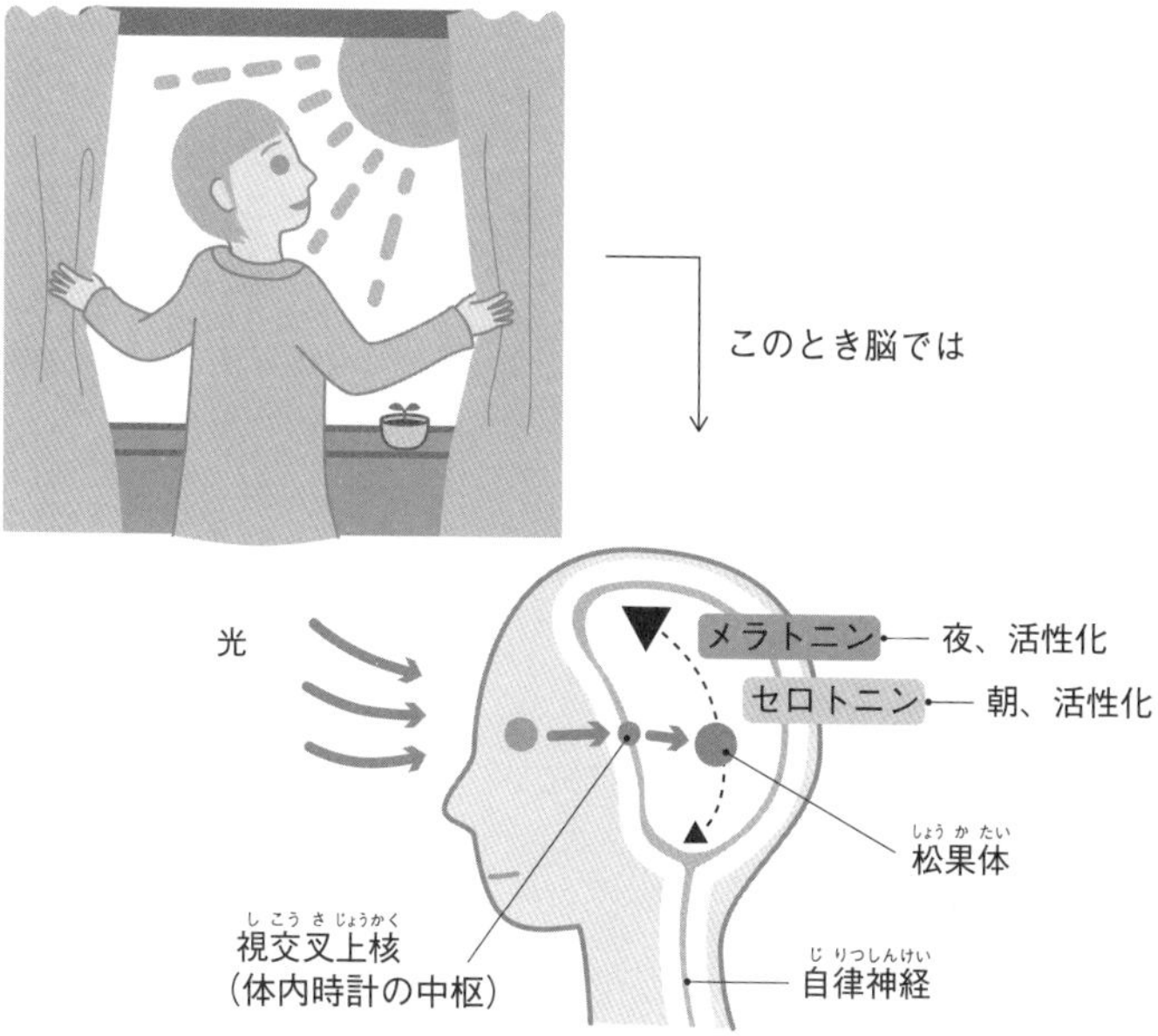

にはメラトニンに変化して分泌され、眠くなるという仕組みです。そのため、セロトニンが不足すると、睡眠にも支障をきたすばかりか、精神を安静にさせる働きが鈍くなり、自律神経のバランスも崩れてしまいます。

ですから昼近くまで寝ていたり、テレビやスマートフォンなどを夜遅くまで見続けたりすると、本来は優位になるはずの副交感神経のスイッチが入らなくなります。これが、体内時計を狂わせることとなっています。

睡眠ホルモンのメラトニン

は、幼児期に最も大量に分泌され、成長期をピークに、そのあとは加齢とともに分泌量が減っていきます。子どもがよく眠るのも、歳を取ると睡眠時間が短くなるのも、メラトニンの分泌量が関係しているというわけです。したがって、メラトニンを増やすには、まずセロトニンを増加させる必要があります。では、セロトニンをどのように増やせばいいのかというと、原料になっているトリプトファンという必須アミノ酸を摂ることです。必須アミノ酸とは、体内で作ることができないため食物から摂取する必要のあるタンパク質のことをいいます。肉や魚、大豆などに多く含まれていますので、タンパク質を十分に摂っていないとセロトニンの量が少なくなります。これによってメラトニンも少なくなり、眠気が起こりにくくなるわけです。このようなことからも年齢を重ねるとなおさら、タンパク質をきちんと摂る必要があります。

思考を変えて心身のバランスを整える

ストレスの感じ方には個人差があり、同じ状況になってもまったく動じない人がいる一方、眠れなくなるほど大きなダメージを受ける人もいます。どちらが健康にいいかといえば、もちろん動じない人です。昔から「病は気から」といわれるように、気持ち次第で病気にもなれば健康にもなり、心と体は連動しているからこそストレスは大敵なのです。

　これまでは精神論と思われていた「病は気から」という言葉ですが、最近になって科学的に証明されたという興味深い研究結果が報告されています。発表したのは北海道大学の研究チームで、ストレスで胃腸の病気や突然死を招くメカニズムをマウスによる実験で解明したというものでした。実験は、眠らせないようにして睡眠不足にさせたマウスを使い、ストレスを与えるとどのような変化がみられるかという内容でした。その結果、本来は侵入するはずのない脳内に、免疫細胞が確認されたのです。

　これまで説明してきたように、免疫細胞は体内に侵入した細菌やウイルスなどの異物を排除する働きがあり、免疫細胞が減少したり、働きが鈍くなると免疫力が低下して風邪をひいたりします。そして、脳に入れる物質はブドウ糖などのエネルギー源になるものに限られており、通常はそれ以外の物質は入れないようにガードされています。ですから本来は、分子量の大きなタンパク質などは脳に入れないのです。ところが、そのガードがストレスによって緩んでしまい、免疫細胞が脳内に侵入してしまうというのです。そうなると、免疫細胞にとっては脳内の組織も異物でしかなくなり、神経細胞や血管に刺激を与えて炎症を起こします。

脳と体の臓器は神経を通じてつながっていますので、脳内で受けた刺激によって神経系に誤作動が起こり、臓器にも炎症が起こってしまいます。その後、刺激を与えた免疫細胞は死滅しますが、残ってしまった場合はアルツハイマー型認知症につながっていく可能性もあるとして、引き続き研究されています。

この研究からいえることは「自分は病気かもしれない」「もう治らないのではないか」「自分のせいで失敗した」などと心配ばかりしていると、そのストレスによって神経系に誤作動が生じ、痛みなどの症状を生み出すことで、本当に体調を崩したり症状が悪化したり、病気になったりすることが証明されたということです。これは、検査をしてもどこにも異常が認められず、「心因性のもの」といわれるケースにもつながっているように思われます。しかし、精神的なストレスは、本人の思考に関係するため改善するのは容易なことではありません。それでも、自分の思考を見直して考え方を変えるように意識することで、結果は違ってくるのではないかと思います。

例えば、なにか悪いことが起こると、自分のせいにしたり悪いほうに捉えてしまう人は、とにかく感情に流されず出来事を客観的に考えるようにして、自分を責めたり追い込んだりすることは止めましょう。失敗した場合でも、反省はしても自分を責めることや後悔をしないで、「次回はここを変えてみよう、こうしてみてはどうだろう」など、思考を変えて前向きに明日を迎えられるようにしましょう。

いつも笑って、ときには泣いて

どうしても心が苦しくなったときは、泣くのも良いことです。入浴の際、お風呂の中で思いっきり泣いて、嫌なことを水に流せば良いのです。泣くという行為には、カタルシス効果があるからです。

カタルシスとは、簡単にいうと〝心の浄化〟のことで、抑えられていた感情が解放されて心の中がすっきりすることをいいます。例えば、失恋したときに悲しい音楽を聴いて思いっきり泣いたり、映画を観て泣いたり、友だちに愚痴を聞いてもらうと、すっきりしたというように、発散することでモヤモヤした気持ちを吹っ切ることがカタルシス効果です。ですから我慢せずに抑えていた気持ちを吐き出したり、泣いたりすることも、ときには必要なのです。いうなれば心のデトックスをしています。こうして心の中がすっきりしたら、今度は笑いましょう。楽しくなくても口角を上げるだけで、心身に変化が見られます。笑うという行為は、皆さんが思っている以上に心身に良い影響を与えるため紹介します。

○幸福感がアップする

笑うと、脳内からはエンドルフィンという鎮静作用や幸福感をもたらすホルモンが分泌され、幸せな気分になりプラス思考が高まります。

○脳の働きが活性化する

笑うことによって記憶を司る器官である海馬の容量が増え、記憶力がアップします。また、笑いは脳波の中でもα波を増加させますので、脳がリラックスして脳への血流を増加させることで脳機能が向上します。

○自律神経のバランスを整える

笑うことは、副交感神経を優位にしてくれますので、交感神経が優位になりやすい日常生活において、自律神経のバランスを整えることにつながります。

○ストレスを軽減する

自律神経のバランスを整え、脳内からエンドルフィンが分泌されることで安定した精神状態を保てるためストレスも軽減されます。

○血行を促進する

思いきり笑ったときの呼吸は、深呼吸や腹式呼吸と同じような状態になります。そのため、体内に酸素がたくさん取り込まれ、血液循環が良くなり新陳代謝も活発になります。

○筋力がアップする

笑っているときは心拍数や血圧が上がり、呼吸が活発となって酸素の消費量も増えます。また、大笑いするとお腹や頬が痛くなるように、腹筋や表情筋などをよく動かしますので、多少は筋力を鍛えることにもつながります。特に表情筋を使うことで口呼吸も改善しやすくなります。

○免疫力を高めてがんを予防する

笑うと免疫細胞の一種であるナチュラルキラー細胞（ＮＫ細胞）を活性化することが、いろいろな研究によって分かっています。ＮＫ細胞は自然免疫に関わる細胞で、がんなどの異物を直接攻撃する働きがあります。笑っていると免疫力が高まることから、がん患者さんに落語を聞かせるなど、がん治療に利用している医療機関もあるほどです。

このように、笑うと心身に良い効果をもたらします。顔の筋肉が動くだけでも副交感神経が活発になりますので、おかしくなくても笑顔をつくってみると、脳はその笑顔を快い感情と捉えて信号を伝達してくれます。これにより体内の調節機能が働き、ホメオスタシスを維持しやすくなります。

ストレスを感じたときは深呼吸をしてみる

呼吸は、酸素を取り入れて二酸化炭素などの不要物を吐き出す作業です。それを行っているのは肺ですが、この臓器は心臓や胃腸のように筋肉がありません。そこで、周りの筋肉の力を借りて収縮しています。特に活躍しているのが横隔膜です。横隔膜を動かすことで、肺は拡張と収縮をスムーズに繰り返すことができ、呼吸を維持しています。したがって、呼吸の浅い人は横隔膜の動きが悪く、これでは肺の機能も低下して空気の出入りが悪くなり、これは、体内の毒素の排出も十分にできないことを意味しています。

寝ている間も呼吸をしていることでもお分かりのように、呼吸も自律神経によってコントロールされています。ただ、ほかの臓器とは違って唯一、意識的にコントロールすることが可能なのも呼吸です。試しに「息を止めて」と私が言うと、皆さんは息を止めることができます。

ストレスや悩みごとがあると交感神経が優位になり、呼吸も浅くなって肺に入る空気は少なくなりがちです。そこで、深呼吸をして大量の酸素を肺に取り込むと、入ってきた酸素を排出しようとして副交感神経が働くようになります。呼吸は、吸うときには交感神経が緊張し、吐くときは副交感神経が働いて排出現象を良くします。したがって、意識して5～8秒かけてゆっくりと口から息を吐き出し、5秒くらいかけてゆっくりと鼻から息を吸う呼吸を身につけると良いでしょう。これにより緊張状態が治まり、心身が落ち着きます。呼吸というと、どうしても吸うほうに意識が向きますが、吐くほうが重要なのです。

息を吐き切れば、自然と吸うようになるので、吐くことに意識を向けるのがポイントです。

6スポット療法は鼻や喉から綿棒を入れていきますので、患者さんは緊張のあまり咳をしたり、えずいたりすることが多々あります。こういうときは、ゆっくりと深い呼吸をしていただくと緊張が解けて咳やえずきも治まります。それくらい呼吸の仕方で心身の状態が変化してきます。ですから、ため息をつくのも悪いことではありません。

ため息をつくと幸せが逃げるといわれ、悪いことのように思われていますが、疲れたときやストレスがかかっているときに体が自然と息を吐いて副交感神経を働かせようとして起こる反応なのです。こうしてリラックスしようとしているのですから、ため息はついたほうが楽になれます。むしろ我慢して浅い呼吸を続けると、興奮して呼吸が速くなり、ひいては過呼吸を起こしてしまう可能性があります。

過呼吸が悪化すると、立ちくらみや手足の冷え、胸の圧迫感、動悸、過換気症候群などの症状につながることがありますので、それを防ぐためにも疲れや緊張を感じたら深呼吸をするようにしましょう。

ゆっくりと毒素を吐き切ったら、新鮮な酸素を吸い込むことで内臓の働きが活発になり、血行も促進されます。そして全身に新鮮な酸素が渡り、心身ともにリフレッシュできます。

おわりに

本書をお読みになり、鼻や喉の炎症が思いもしなかったところに影響を及ぼしていることを知って驚かれたことでしょう。

しかし、考えてみれば皮膚、筋肉、骨、血管、神経、消化器など、外側の皮膚から内側の細胞までがつながっているため、川の流れがゴミによってせき止められ水が濁るように、体のどこかに異常が生じれば、局所的な小さな炎症であったとしても、その先にある器官に波及するのは当たり前のことです。

私はこれまで6スポット療法を通じて、多くの患者さんの鼻や喉の治療をしてきました。それが少しずつではありますが知られるようになり、鼻や喉とは関係のない症状を訴えて受診される患者さんが増えてきました。けれども、実際にファイバースコープで鼻の中を覗いてみると、ほとんどの場合で炎症が認められています。

それは、心因性と診断された患者さんにも当てはまります。こうした状況を考えると、本人に自覚がないだけで、長年にわたって慢性的な体の不調を抱えている方は、鼻に原因があるケースが意外と多いのではないかと思えてなりません。なぜなら呼吸を続けている限りは、細菌やウイルスをはじめ、花粉、ハウスダストなどの異物を誰もが日常的に取り込んでいるからです。この環境で鼻や喉の健康を保てていられる人は、免疫力が相当高いとしか考えられません。それでもストレスが過剰に加われば、恐らく体調は崩れてしまうことでしょう。ですからストレスを軽減する方法を持つことも大切です。

かくいう私も、定期的に父から6スポット療法を受けて体調を整えています。患者さんも治療を通して理解しているからこそ、数カ月に1回、年に1回と定期的に来院されています。

ある患者さんは、どこへ通っても症状の改善が見られず、何年も苦しんでいたのに6スポット療法で良くなったことで、「私にとって6スポット療法はお守りです」と言ってくださいました。その理由は、当院に来れば症状がやわらぐと思っているだけで安心でき、気持ちが軽くなるからということでした。そして、体が楽になったことで、やりたかったことを思い出し、将来のことを明るく前向きに話してくれました。前向きで明るい表情を見ていると、こんなに輝く人生に関われたと私自身のモチベーションも上がります。だからといって誤解しないでいただきたいのは、6スポット療法は奇跡を起こす魔法ではないので、なんにでも効くとは限りません。ただ、つらい症状をやわらげることは可能だと、数多くの患者さんを治療してきて経験的に感じております。それには、諦めずに根気強く通院していただきたいです。

誰でもつらい症状は早く取り去りたいと思うものですが、本書の症例でもお分かりのように効果が表れるまでには個人差があり、即効性を感じる人もいれば時間を要する人もいます。苦しんできた期間が長ければ、それだけ炎症も進んで患部が硬くなっているケースがあり、1、2回の治療で良くなるとはいきません。その硬い部分を軟らかくしていくには、治療の間隔を空けないことがポイントの一つと考えています。

鼻は、匂いを感じるだけではなく、皆さんの生命を維持する呼吸を支えている器官です。普段はあまり意識することはありませんが、これを機に鼻や喉、そして呼吸にも意識を向け、口呼吸をしている方は直す努力をしていただければ幸いです。

体の不調から早く卒業し、笑顔にあふれ、命輝く皆さんでいられるように心から願っております。

田井真愛

参考文献

『原因不明の病気が治る　Dr.堀口の「Bスポット療法」』著：堀口申作（光文社）

『つらい不調が続いたら　慢性上咽頭炎を治しなさい』著：堀田 修（あさ出版）

『正しく鼻呼吸すれば病気にならない』著：今井一彰（河出書房新社）

『体温力』著：石原結實（PHP研究所）

『人体の正常構造と機能 全10巻縮刷版』総編集：坂井建雄・河原克雅（日本医事新報社）

＊1：『鼻呼吸と口呼吸』著：石川 純（北海道歯誌4：1〜8、1983年）

＊2：『Lactobacilli Have a Niche in the Human Nose』（「Cell Reports」2020年5月25日号掲載）

著者プロフィール

田井真愛《たのいまさえ》

帝京大学医学部卒業後、東京医科歯科大学耳鼻咽喉科に入局。その後、埼玉県立がんセンター頭頸部外科、さやま総合クリニック耳鼻咽喉科、草加市立病院耳鼻咽喉科を経て、2012年に青山セントラルクリニックを開業。同院の院長を務める。日本耳鼻咽喉科学会認定専門医。日本耳鼻咽喉科学会補聴器相談医。

気軽になんでも相談できる「かかりつけ医」として一人ひとりの患者に向き合い、地域医療に貢献していくことがモットー。

本書についての
ご意見・ご感想はコチラ

その症状の原因は鼻と喉にある⁉
頭痛、肩こり、睡眠障害を改善する
6スポット療法

2021年2月10日　第1刷発行

著　者　　田井真愛
発行人　　久保田貴幸

発行元　　株式会社 幻冬舎メディアコンサルティング
　　　　　〒151-0051　東京都渋谷区千駄ヶ谷 4-9-7
　　　　　電話 03-5411-6440（編集）

発売元　　株式会社 幻冬舎
　　　　　〒151-0051　東京都渋谷区千駄ヶ谷 4-9-7
　　　　　電話 03-5411-6222（営業）

印刷・製本　瞬報社写真印刷株式会社
装　丁　　藤森朝子

検印廃止

ISBN 978-4-344-93134-3 C0047
幻冬舎メディアコンサルティングＨＰ
http://www.gentosha-mc.com/